"十四五"职业教育国家规划教材

U0618890

国家卫生健康委员会"十四五"规划教材

全国中等卫生职业教育"十四五"规划教材

供药剂、制药技术应用专业用

药品储存与养护技术

第 2 版

主　编　宫淑秋

副主编　覃　琳　贾　琦

编　者（以姓氏笔画为序）

尹秀莉（北京市实验职业学校）

乔媛媛（成都铁路卫生学校）

刘晓东（赣南卫生健康职业学院）

李炳臻（山东立健药店连锁有限公司）

吴　杰（江苏省徐州医药高等职业学校）

赵爱慧（山东省莱阳卫生学校）

宫淑秋（山东省莱阳卫生学校）

贾　琦（黑龙江护理高等专科学校）

覃　琳（广西科技大学附属卫生学校）

人民卫生出版社

·北京·

图书在版编目（CIP）数据

药品储存与养护技术 / 宫淑秋主编 . —2 版 . —北京：人民卫生出版社，2022.7（2025.10重印）
ISBN 978–7–117–33179–1

I.①药… Ⅱ.①宫… Ⅲ.①药物贮藏 —医学院校 —教材②药品管理 —医学院校 —教材 Ⅳ.①R954

中国版本图书馆 CIP 数据核字（2022）第 102115 号

人卫智网	www.ipmph.com	医学教育、学术、考试、健康，购书智慧智能综合服务平台
人卫官网	www.pmph.com	人卫官方资讯发布平台

药品储存与养护技术

Yaopin Chucun yu Yanghu Jishu

第 2 版

主　　编：宫淑秋
出版发行：人民卫生出版社（中继线 010-59780011）
地　　址：北京市朝阳区潘家园南里 19 号
邮　　编：100021
E - mail：pmph @ pmph.com
购书热线：010-59787592　010-59787584　010-65264830
印　　刷：人卫印务（北京）有限公司
经　　销：新华书店
开　　本：850×1168　1/16　印张：17.5　插页：1
字　　数：332 千字
版　　次：2015 年 7 月第 1 版　　2022 年 7 月第 2 版
印　　次：2025 年 10 月第 8 次印刷
标准书号：ISBN 978-7-117-33179-1
定　　价：49.00 元
打击盗版举报电话：010-59787491　E-mail：WQ @ pmph.com
质量问题联系电话：010-59787234　E-mail：zhiliang @ pmph.com
数字融合服务电话：4001118166　E-mail：zengzhi @ pmph.com

为全面贯彻党的十九大和全国职业教育大会会议精神，落实《国家职业教育改革实施方案》《国务院办公厅关于加快医学教育创新发展的指导意见》等文件精神，更好地服务于现代卫生职业教育快速发展，满足卫生事业改革发展对医药卫生职业人才的需求，人民卫生出版社在全国卫生职业教育教学指导委员会的指导下，经过广泛的调研论证，全面启动了全国中等卫生职业教育药剂、制药技术应用专业第二轮规划教材的修订工作。

本轮教材围绕人才培养目标，遵循卫生职业教育教学规律，符合中等职业学校学生的认知特点，实现知识、能力和正确价值观培养的有机结合，体现中等卫生职业教育教学改革的先进理念，适应专业建设、课程建设、教学模式与方法改革创新等方面的需要，激发学生的学习兴趣和创新潜能。

本轮教材具有以下特点：

1. **坚持传承与创新，强化教材先进性**　教材修订继续坚持"三基""五性""三特定"原则，基本知识与理论以"必需、够用"为度，强调基本技能的培养；同时适应中等卫生职业教育的需要，吸收行业发展的新知识、新技术、新方法，反映学科的新进展，对接职业标准和岗位要求，丰富实践教学内容，保证教材的先进性。

2. **坚持立德树人，突出课程思政**　本套教材按照《习近平新时代中国特色社会主义思想进课程教材指南》要求，坚持立德树人、德技并修、育训结合，坚持正确价值导向，突出体现卫生职业教育领域课程思政的实践成果，培养学生的劳模精神、劳动精神、工匠精神，将中华优秀传统文化、革命文化、社会主义先进文化有机融入教材，发挥教材启智增慧的作用，引导学生刻苦学习、全面发展。

3. **依据教学标准，强调教学实用性**　本套教材依据专业教学标准，以人才培养目标为导向，以职业技能培养为根本，设置了"学习目标""情境导入""知识链接""案例分析""思考题"等模块，更加符合中等职业学校学生的学习习惯，有利于学生建立对工作岗位的认识，体现中等卫生职业教育的特色，将专业精神、职业精神和工匠精神融入教材内容，充分体现教材的实用性。

4. 坚持理论与实践相结合，推进纸数融合建设　本套教材融传授知识、培养能力、提高素质为一体，重视培养学生的创新、获取信息及终身学习的能力，突出教材的实践性。在修订完善纸质教材内容的同时，同步建设了多样化的数字化教学资源，通过在纸质教材中添加二维码的方式，"无缝隙"地链接视频、微课、图片、PPT、自测题及文档等富媒体资源，激发学生的学习热情，满足学生自主性的学习要求。

众多教学经验丰富的专家教授以严谨负责的态度参与了本套教材的修订工作，各参编院校对编写工作的顺利开展给予了大力支持，在此对相关单位与各位编者表示诚挚的感谢！教材出版后，各位教师、学生在使用过程中，如发现问题请反馈给我们（renweiyaoxue@163.com），以便及时更正和修订完善。

人民卫生出版社

2022年4月

前 言

药品储存与养护技术是中等卫生职业学校药剂、制药技术应用专业学生必修的一门专业核心课程，本课程与工作过程的结合比较紧密，因此课程定位与目标的制订应紧紧围绕专业人才培养目标要求。

本次修订以2021年4月召开的全国职业教育大会精神为指导，依据教育部《职业院校教材管理办法》及本套教材总体编写原则和要求。针对目前中职学生的特点，结合《药品经营质量管理规范》等相关法律法规，以及教育部1+X药品购销职业技能等级证书考试大纲的要求，遵循"以岗位需求为导向""以学生为中心"的编写思想，以教学标准、职业资格和行业规范为标准，坚持"三基""五性""三特定"的原则，坚持立德树人，突出课程思政，确定了"校企合作、岗课赛证融通、理论实践一体、情境教学"的教材编写理念。教材紧跟行业发展趋势，以学生的认知水平为基础，针对上版教材的有关内容与现行法律法规及岗位需求脱节等问题，及时引入新的标准和规范，以工作过程为主线，以真实工作任务为载体，以解决岗位问题为引领，重点培养学生的职业能力与职业素养。为强化技能培养，项目任务后附有实训内容，从而达到学以致用的目的。

全书分为三个模块、八个项目，项目开头都设有情境导入，融合课程思政，每个项目都具有一个思政教育主题，分别是健康促进、民族自信、法律意识、工匠精神、诚实守信、劳动精神、社会责任、传承创新。正文中穿插了知识链接、案例分析、课堂问答、项目小结、思考题及证书考点等栏目，体裁新颖，生动实用，符合中职学生的特点，充分体现"做中教、做中学"的现代职业教育理念。充分体现以学生为主体，教、学、做相结合，理论实践一体化的原则。

本书的编写任务由赵爱慧（项目一）、刘晓东（项目二）、宫淑秋与李炳臻（项目三）、贾琦（项目四）、覃琳（项目五）、尹秀莉（项目六）、乔媛媛（项目七）、吴杰与贾琦（项目八）合作完成。李炳臻从企业视角对本书内容进行了全面审阅，提出了很多宝贵的意见，在此深表感谢！本次修订中参阅并引用了部分教材及著作，从中借鉴了许多有益的内容，在此向原作者及出版社深表敬意和感谢！同时本教材的编写得到了人民卫生出版社、各位编者所在学校及相关企业的热情鼓励和大力支持，在此一并致谢！

为了体现现代职业教育特色，本次修订做了一些尝试，虽经多次讨论修改，但由于编者水平有限，加之时间紧、任务重，定有许多错漏和不足之处，敬请专家和读者批评指正，以待进一步修订完善。

宫淑秋

2022 年 3 月

模块三

各类药品的储存养护　181

药品储存与养护的基本知识与技能

项目一
药品储存与养护的基本要求

学习目标

知识目标：

- 掌握药品分类、药品专有标识及药品批准文号、批号与有效期的管理。
- 熟悉药品储存与养护的概念、医疗器械与保健食品的类型及标识。
- 了解药品储存与养护的任务与作用。

能力目标：

- 能正确识别药品的批准文号、批号、有效期及标识。
- 能识别医疗器械与保健食品的标识。

素质目标：

- 具有严谨的工作态度、良好的职业道德。
- 具有高度的责任心和安全用药意识，做健康促进的践行者。
- 具有良好的沟通能力、团结协作能力和创新精神。

情境导入

情境描述：

　　某省药品监督管理局提示广大消费者，每种药品都有特定的储存条件，药品储存要看说明书的要求，需特别留意"室温、阴凉、冷处"等字眼；有些老人为了吃药方便，喜欢把一天或一个礼拜的药拿出来，放在一个小药盒里，但这种小药盒不能达到储存标准。因此建议禁止不同药物混放。另外，药品与杀虫剂、清洁剂等化学用品不能一同储存。药品应放在孩子不能伸手拿到的地方，以免误服，造成危险。

学前导语：

　　随着《"健康中国2030"规划纲要》的发布实施，党的十九大作出"实施健康中国战略"的重大决策部署，鼓励和引导单位、社区（村）、家庭和个人行动起来，形成政府积极主导、社会广泛动员、人人尽责尽力的良好局面，实现健康中国行动齐参与。

药品是一种特殊商品，直接关乎人民群众的身体健康和生命安全，其储存方式及使用注意事项不同于其他商品。正确、规范的储存可以减少药品不良反应，避免药品不良事件的发生及提高用药安全。作为药剂专业的学生，应树立正确的药品储存及养护意识，通过学习掌握药品储存与养护的方法和技术，提高药品安全意识，做健康促进的践行者。

任务 1-1　药品储存与养护的基本任务与作用

药品储存是指药品从生产到消费领域的流通过程中经过多次停留而形成的储备，是药品流通过程中的必要环节。药品养护是指在药品储存过程中对药品进行科学保养的技术性工作，是保证药品在储存期间保持质量完好的一项重要措施，也是减少损耗、保证企业经济效益和社会效益、确保用药安全的重要手段。

一、药品储存与养护的基本任务

药品储存与养护的基本任务是根据药品流通的规律和购销的需要，进行药品的合理储存，迅速、准确地做好药品收发业务；根据药品的性质，做好药品的保管养护，防止药品变质，保证药品质量；提高仓储使用效率，加强药品仓库设备、设施和库房安全管理，更好地为药品流通服务。具体任务包括：

（一）迅速准确地做好药品收发业务，防止不合格药品进入市场

入库验收是药品经营企业保证入库药品质量的重要措施之一，规范发货是防止不合格药品进入市场的关键。严把药品入库验收关，可以保证入库药品质量完好、数量准确，防止不合格药品和不符合药品包装规定的药品入库，从而保证药品质量。规范发货程序、安全及时配送可以减少差错，防止假劣药品进入市场，保证临床用药安全。

（二）合理储存，科学养护，防止因储存不当导致药品变质

药品的合理储存一方面是根据《药品经营质量管理规范》（2016年修订，简称GSP）要求、药品的性能和包装的质量、形状等，对库存药品进行分区分类储存，合理堆放；另一方面是根据药品的流通状况及仓库容量，密切配合购销部门，保持合理的药品库存量，既充分利用仓容，保证销售业务的需要，又要避免挤压，保持药品周转的连续性。科学养护是定期进行药品的在库检查，根据药品的性能和质量变化规律，控制影响药品质量的因素，提高养护水平，还包括做好仓库的清洁卫生，防蚊蝇、虫鼠危害，防异物混入污染等项目，做到安全储存、降低损耗、科学养护、保证质量。

（三）加强药品仓库设备、设施和库房安全管理

药品仓库管理要根据GSP要求，确定仓库的建筑地址、库区布局，合理设计仓库的建筑设施；加强仓库设备的购置、使用维护与验证管理，充分发挥设备的效能，以适应药品流通不断发展的需要；运用安全管理的科学知识和工程技术研究、分析、评价、控制及消除药品储存过程中的危险因素，有效防止灾害事故发生，避免经济损失。

二、药品储存与养护的作用

（一）适应市场需求，缓解市场矛盾

药品储存是药品生产、流通过程中的重要环节。一方面，储存一定量的药品，有利于根据药品生产与需求情况的变化，在不同的时间或不同地区之间进行合理调拨，保障市场供应，解决产需矛盾；另一方面，储存一定量的药品，有利于解决各种意外事件，如疫情流行或突发自然灾害等引发的供需矛盾，起到调节市场、稳定市场的作用。

（二）防止假药和劣药进入市场

药品经营企业从药品生产企业购进的药品，入库前必须按GSP要求进行验收，合格的药品才能入库，不合格的药品不能入库。出库前同样要进行严格的检验，因储存不当导致的不合格药品同样不能出库进入市场销售。这种层层把关、环环相扣的工作程序，可以有效地防止假劣药品进入市场。

（三）科学养护，保证药品质量

药品的质量不仅与药品的内在品质有关，还与储存条件密切相关。药品养护就是根据药品的特性及规定的储存条件，应用科学合理的养护技术，防止药品变质，保证药品质量。根据药品的流通情况，科学地控制药品的库存结构与库存量，既保证药品市场的正常供应，又避免因库存量大，久贮而导致药品变质。

假药和劣药

根据《中华人民共和国药品管理法》第九十八条的规定，有下列情形之一的为假药：药品所含成份与国家药品标准规定的成分不符；以非药品冒充药品或者以他种药品冒充此种药品；变质的药品；药品所标明的适应证或者功能主治超出规定范围。

有下列情形之一的为劣药：药品成分的含量不符合国家药品标准；被污染的药品；未标明或者更改有效期的药品；未注明或者更改产品批号的药品；超过有效期的药品；擅自添加防腐剂、辅料的药品；其他不符合药品标准的药品。

任务 1-2　药品储存与养护的岗位及设施要求

药品储存与养护是一项涉及质量管理、仓储保管、业务经营等方面的综合性工作，按照工作性质及质量职责的不同，要求各岗位人员及药品仓库、设施等必须达到一定的要求，各相关岗位人员必须相互协调与配合，保证药品储存与养护工作的有效开展。

一、相关岗位工作人员的要求

企业从事药品经营和质量管理工作的人员应当符合有关法律法规及GSP规定的资格要求，不得有相关法律法规禁止从业的情况。

（一）各部门负责人

1. 药品批发企业负责人应当具有大学专科以上学历或者中级以上专业技术职称，经过基本的药学专业知识培训，熟悉有关药品管理的法律法规及GSP。

2. 药品零售企业法定代表人或者企业负责人应当具备执业药师资格。

3. 药品批发企业质量负责人应当具有大学本科以上学历、执业药师资格和3年以上药品经营质量管理工作经历，在质量管理工作中具备正确判断和保障实施的能力。

4. 药品批发企业质量管理部门负责人应当具有执业药师资格和3年以上药品经营

质量管理工作经历，能独立解决经营过程中的质量问题。

（二）工作人员

1. 药品批发企业从事质量管理工作的人员应当具有药学中专或者医学、生物、化学等相关专业大学专科以上学历或者具有药学初级以上专业技术职称。

2. 药品批发企业从事验收、养护工作的人员应当具有药学或者医学、生物、化学等相关专业中专以上学历或者具有药学初级以上专业技术职称。药品零售企业从事质量管理、验收、采购的人员应当具有药学或者医学、生物、化学等相关专业学历或者具有药学专业技术职称。

3. 药品批发企业从事中药材、中药饮片验收工作的人员应当具有中药学专业中专以上学历或者具有中药学中级以上专业技术职称；药品批发企业从事中药材、中药饮片养护工作的人员和零售企业从事质量管理、验收、采购的人员应当具有中药学专业中专以上学历或者具有中药学初级以上专业技术职称；直接收购地产中药材的验收人员应当具有中药学中级以上专业技术职称。

4. 从事疫苗配送的，还应当配备2名以上专业技术人员专门负责疫苗质量管理和验收工作，专业技术人员应当具有预防医学、药学、微生物学或者医学等专业本科以上学历及中级以上专业技术职称，并有3年以上从事疫苗管理或者技术工作经历。

从事质量管理、验收工作的专业技术人员应当在职在岗，不得兼职其他业务工作。

企业应当对各岗位人员进行与其职责和工作内容相关的岗前培训和继续培训，以符合GSP要求。

药品批发和零售企业在质量管理、验收、养护、储存管理等直接接触药品的岗位工作的人员，应当进行岗前及年度健康检查并建立档案。患有传染病或者其他可能污染药品的疾病的，不得从事直接接触药品的工作。身体条件不符合相应岗位特定要求的，不得从事相关工作。

二、库房设施、设备的基本要求

（一）库房

企业应当具有与其药品经营范围、经营规模相适应的经营场所和库房，库房的选址、设计、布局、建造及库房的规模与条件应当符合GSP要求，能满足药品的合理、安全储存，便于开展储存作业。

（二）库房设施与设备

库房应配备储存设备，如货架、托盘等，用于药品的堆放和储存；配备装卸搬运设备，如叉车、起重机、堆码机及各种传送设备等，用于药品的装卸搬运作业；配备养护设备，如避光、通风、防潮、防虫、防鼠等设备，有效调控温湿度及室内外空气交换的设备，库房温湿度自动监测、记录设备等，用于药品的养护。经营冷藏、冷冻药品的，应当配备与其经营规模和品种相适应的冷库、冷藏车及车载冷藏箱或者保温箱等设备（详见项目二）。

（三）计算机系统

企业应当建立能够符合经营全过程管理及质量控制要求的计算机系统，实现药品可追溯。在系统中设置各经营流程的质量控制功能，与采购、销售及收货、验收、储存、养护、出库复核、运输等系统功能形成内嵌式结构，对各项经营活动进行判断，对不符合药品监督管理法律法规及GSP的行为进行识别及控制，确保各项质量控制功能的实时和有效。

任务 1-3 药品的分类、包装与标识

一、药品的分类

药品的分类方法很多，几乎与药学有关的每一学科都有从本学科角度出发的分类方法，由于各有侧重，很难找到一种能够被医药生产、医药商业、临床医师及患者共同接受的分类方法。但无论哪种分类方法，其目的都应是便于深入研究药品的质量和性质，从而有利于合理地组织药品流通或是选购和使用等。本课程按照药事管理的角度可将药品进行如下分类。

（一）处方药与非处方药

1. 处方药　简称Rx药，是为了保证用药安全，由国家卫生行政部门规定或审定的，需凭医师或其他有处方权的医疗专业人员开写处方出售，并在医师、药师或其他医疗专业人员的监督或指导下方可使用的药品。处方药大多属于以下几种情况：

（1）上市的新药，对其活性或副作用还要进一步观察。

（2）可产生依赖性的某些药物，例如吗啡类镇痛药及某些镇静催眠药等。

（3）毒性较大的药物，例如抗肿瘤药等。

（4）用于治疗某些疾病的药物，例如治疗心脑血管疾病的药物须经医师确诊后开出处方并在医师指导下使用。

2. 非处方药　非处方药（over-the-counter drug）简称OTC，是指为方便公众用药，在保证用药安全的前提下，经国家卫生行政部门规定或审定后，不需要医师或其他医疗专业人员开写处方即可购买的药品，一般公众凭自我判断，按照药品标签及使用说明就可自行使用。

处方药和非处方药不是药品本质的属性，而是管理上的界定。无论是处方药还是非处方药，都是经过国家药品监督管理部门批准的，其安全性和有效性是有保障的。其中，非处方药主要是用于治疗各种消费者容易自我诊断、自我治疗的常见轻微疾病。

🔵 案例分析

案例：

根据1999年发布的《处方药与非处方药分类管理办法（试行）》（国家药品监督管理局令第10号）的规定，经国家药品监督管理局组织论证和审定，蒲地蓝消炎片、红花逍遥片等药品由处方药转换为非处方药。非处方药说明书范本规定内容之外的说明书其他内容按原批准证明文件执行。药品标签涉及相关内容的，应当一并修订。自补充申请备案之日起生产的药品，不得继续使用原药品说明书。

分析：

我国对处方药和非处方药进行动态监管，根据相关文件并按照国家药品监督管理部门有关药品分类管理的具体要求，以"应用安全、疗效确切、质量稳定、使用方便"为评价基准，可以将已上市适于自我药疗的处方药转换为非处方药。

❓ 课堂问答

乳酸菌素片属于乙类非处方药，其副作用小、安全性高，可不可以随意加大服用剂量？

（二）国家基本药物

国家基本药物是指临床应用的各类药品经过科学评价而遴选出的同类药品中具有代表性的药品，其特点是临床必需、安全有效、质量稳定、价格合理、使用方便、中西药并重、基本保障、临床首选和基层能够配备。

国家基本药物是医疗机构配备使用药品的依据，包括两部分：基层医疗卫生机构配备使用部分和其他医疗机构配备使用部分。

国家基本药物制度是对基本药物目录制定、生产供应、采购配送、合理使用、价格管理、支付报销、质量监管、监测评价等多个环节实施有效管理的制度。基本药物全部纳入《基本医疗保险药品目录》，报销比例明显高于非基本药物。基本药物将全部纳入政府定价范围，政府举办的基层医疗卫生机构配备使用的基本药物实行零差率销售，由省级人民政府指定机构实行网上集中采购、统一配送。要确保招标过程的公开、公平、公正，确保基本药物保质保量，及时配送到每个医疗卫生机构。

《国家基本药物目录（2018年版）》经国务院医改领导小组审核，报请国务院常务会议审议通过，自2018年11月1日起施行。目录中的药品包括化学药品和生物制品、中成药和中药饮片三部分。化学药品和生物制品主要依据临床药理学分类，共417个品种；中成药主要依据功能分类，共268个品种；中药饮片不列具体品种，用文字表述。

（三）国家基本医疗保险药品

为了保障职工基本医疗用药，合理控制药品费用，规范基本医疗保险用药范围管理，由国务院医疗保险行政管理部门在国家药品标准收载药品、进口药品中依据"临床必需、安全有效、价格合理、使用方便、市场能够保证供应"的原则遴选了城镇职工基本医疗保险用药并列入《国家基本医疗保险、工伤保险和生育保险药品目录（2021年）》（以下简称《医保目录》）中，又分为"甲类目录"和"乙类目录"。"甲类目录"药品是临床治疗必需，使用广泛，疗效好，同类药物中价格低的药物。"乙类目录"药品是可供临床治疗选择，疗效好，同类药物中比"甲类目录"药品价格略高的药物。

🔗 知识链接

《医保目录》分"甲类目录"和"乙类目录"的原因

将《医保目录》分为甲、乙两类，主要是考虑到我国各地区间的经济水平和医疗消费水平存在较大的差异。一方面，通过"甲类目录"，保障大多数职工基本的医疗需求，又能使职工根据用药适应证的个体差异和经济能力选择使用"乙类目录"的药品，保证职工获得有效的药品；另一方面，通过"甲类目录"控制全国用药的基本水平，可以宏观控制药品费用支出，同时通过"乙类目录"给各地根据用药习惯和经济水平留出进行调整的余地。另外，"乙类目录"药品产生的费用由参保人员自付一定比例，再按基本医疗保险的规定支付。

（四）特殊管理药品

特殊管理药品是因药品本身的副作用较大，由国家实施特殊管理的药品，如麻醉药品、精神药品、医疗用毒性药品和放射性药品等。

1. 麻醉药品　是指具有生理依赖性潜力，不合理使用或者滥用可以产生躯体依赖性和精神依赖性（即成瘾性）的药品、药用原植物或者物质，包括天然、半合成、合成的阿片类、可卡因、大麻类等。如临床上使用的镇痛药吗啡、哌替啶、枸橼酸芬太尼等麻醉性镇痛药都属于麻醉药品。

2. **精神药品**　是指作用于中枢神经系统使之兴奋或者抑制，具有精神依赖性潜力，不合理使用或者滥用可以产生药物依赖性的药品或者物质，包括兴奋剂、致幻剂、镇静催眠药等，如咖啡因、地西泮、三唑仑、苯巴比妥等。精神药品根据对人体依赖性和危害性的程度将其划分为第一类精神药品和第二类精神药品；根据药理作用的不同可分为镇静催眠药、中枢兴奋药、镇痛药及复方制剂等。

3. **医疗用毒性药品**　简称毒性药品，指毒性剧烈，治疗剂量与中毒剂量相近，使用不当致人中毒或死亡的药品。毒性药品管理品种分为毒性中药品种（如生马钱子、生附子、生巴豆、生天仙子、砒霜、雄黄等）和毒性西药品种（如毒性化学药品阿托品、洋地黄毒苷、三氧化二砷等）。

4. **放射性药品**　是指用于临床诊断或有治疗作用的放射性核素制剂或者其标记药物。按医疗用途分为裂变制品、堆照制品、加速器制品、放射性同位素发生器及其配套药盒、放射性免疫分析药盒等，如碘化钠中的（^{131}I）、氙（^{133}Xe）注射液等。

（五）国家有专门管理要求的药品

蛋白同化制剂、肽类激素、含特殊药品复方制剂等药品大剂量使用容易产生依赖性，非正常医疗目的的使用属于违禁药品，因此依据相关法律法规对此类药品实施特殊的监管措施。

1. **蛋白同化制剂**　又称同化激素，俗称合成类固醇，是合成代谢类药物，具有促进蛋白质合成和减少氨基酸分解的特征，可促进肌肉增生、提高动作力度和增强男性的性特征。

这类药物在临床上常用于慢性消耗性疾病及大手术、肿瘤化疗、严重感染等对机体严重损伤后的复原治疗，但如果出于非医疗目的而使用（滥用）此类药物则会导致生理、心理上的不良后果。

2. **肽类激素**　是由氨基酸通过肽键连接而成的，最小的肽类激素可由3个氨基酸组成，如促甲状腺激素释放激素（TRH）。多数肽类激素可由十几个、几十个或乃至上百及几百个氨基酸组成。肽类激素的主要分泌器官是下丘脑及脑垂体，在其他器官中也发现肽类激素，如胃肠道、脑组织、肺及心脏，多数处于研究阶段。

肽类激素的作用是通过刺激肾上腺皮质生长、红细胞生成等促进人体生长、发育，大量摄入会降低自身内分泌水平，损害身体健康，还可能引起心血管疾病、糖尿病等。同样，滥用肽类激素也会形成较强的心理依赖。

3. 含特殊药品复方制剂 包括含可待因复方口服溶液、含麻黄碱类复方制剂、复方地芬诺酯片、复方甘草片等。

🔗 知识链接 ···

国家对含麻黄碱类复方制剂实施特殊监管

　　麻黄碱是从中药麻黄中提取得到的一种生物碱。麻黄碱为肾上腺素受体激动药，有兴奋交感神经、松弛支气管平滑肌、收缩血管、兴奋中枢等作用。对麻黄碱进行结构改造可得到去氧麻黄碱。去氧麻黄碱因其外观性状为纯白色结晶体，晶莹剔透，故被吸毒、贩毒者称为"冰"；由于它的毒性剧烈，人们便称之为"冰毒"，严重威胁人类健康。为防止不法分子通过麻黄碱制造"冰毒"，国家对含麻黄碱类复方制剂（如复方感冒药类，不包括含麻黄的中成药）实施特殊的监管措施。

二、药品的包装

（一）化学药品及中成药的包装

　　药品包装是指在流通过程中保护药品、方便运输、促进销售，按一定技术方法而采用的容器、材料及辅助物等的总体名称。药品包装系统的所有组件都必须符合《中华人民共和国药典》和法规要求。

　　药品包装对药品起保护作用，可以防止有效期内药品变质，防止药品在运输、贮存过程中受到破坏；药品包装具有标示作用，标签和使用说明标签是药品包装的关键构成部分，包装上贴有标签是为了药品在分类、运输、贮存和临床使用时便于识别和防止用错。根据包装在流通领域中的作用分为**销售包装**和**储运包装**。

　　1. 销售包装 销售包装是以销售为主要目的，与药品一起到达消费者手中的包装，也称为**内包装**、**零售包装**（图1-1）。它具有保护药品、美化药品、宣传药品、促进销售的作用。要求外表设计造型美观、色彩悦目，符合医药商品的特点、便于陈列和展

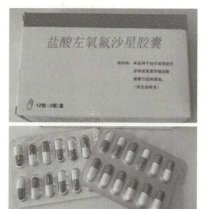

图1-1　药品的内包装

销、利于促进消费的目的。医药企业设计的新颖独特的包装，一旦获得"外观设计专利"，对企业占领市场将会发挥巨大的作用。

2. 储运包装　储运包装是以储存运输为主要目的的包装，是指内包装外面的木箱、纸箱、桶以及其他包装物，也称为外包装（图1-2）。它具有保障药品安全、避免破损、方便储运装卸、加速清点和交接的作用。储运包装除了满足包装的基本要求外，还要有明显清晰的运输标志，以便提示药品装卸、搬运、堆码和保管作业。此外，危险品必须有符合国家标准的危险货物包装标识，特殊管理药品及外用药品应印有专用标识。

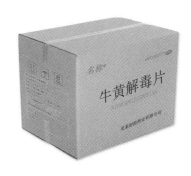

图1-2　药品的外包装

同一药品生产企业生产的同一药品，药品规格和包装规格均相同的，其标签的内容、格式及颜色必须一致；药品规格或者包装规格不同的，其标签应当明显区别或者规格项明显标注。同一药品生产企业生产的同一药品，分别按处方药与非处方药管理，两者的包装颜色应当明显区别。

（二）中药材及中药饮片的包装

中药是指在中医理论指导下用于预防、诊断、治疗疾病或者调节人体功能的药物。中药多来源于植物、动物和矿物。中药按生产制造工艺分为中药材、中药饮片和中成药。中成药的包装同处方药和非处方药一致，此处重点介绍中药材和中药饮片的包装。

1. 中药材的包装　中药材包装作业应当在中药材产地加工基地进行，并纳入中药材物流基地的信息系统管理。在中药材包装过程中应做到保护药材品质、便于流通；同一包装内的中药材品种、产地、生产时间、等级应一致；所用的材料应符合包装材料的安全卫生要求；包装封口应采用规定的封口方式，满足中药材流通追溯的需求。

易吸湿及易挥发性中药材短期保存可先用内装塑料袋进行包装，再自行选择外包装；长期保存宜使用气调包装。易碎性中药材应使用瓦楞纸箱包装；粉末状中药材可先用内装塑料袋进行包装，再自行选择外包装；坚硬性中药材应使用麻袋包装；易泛油的中药材短期保存可使用纸箱包装，长期保存应使用气调包装；有毒性的中药材应使用标有有毒标志的专用包装。

每件药材产品包装上牢固粘贴药材商品标签，包装标签注明品名、规格、产地、包装日期、生产日期、采收年月、贮藏条件、注意事项等，并附有质量合格标志，部分药材商品还标有生产批号。用于运输的药材产品，运输包装的标识包括发货标志和包装储运指示标志。进口中药材包装标识应注明药材的中文名称、批号编号、产地、唛头、进口单位名称、出口商名称、到货口岸、重量及加工包装日期等。

唛头

唛头是印刷在货物外包装上的运输标记，用以指示搬运的注意事项、货物的收货人等信息，主要根据客户要求写；有的货物虽然刷唛，但是实际在单据上并不表示出来，而直接写N/M（没有唛头）。唛头的主要内容包括：收货人简称、目的地、参考号（如运单号、订单号或发票号）、件数、批号等，不能有几何图形或图案。

2. 中药饮片的包装 中药饮片的包装是指将中药饮片按设定的剂量，通过机械或人工方式将一定量的中药饮片装入符合药用规定的包装材料内并封口，同时进行包装标识操作的过程。

中药饮片的包装材料应符合国家对药品（或食品）包装材料的标准，禁止使用含"氯"成分和再生利用产生的有毒材料。所用的包装材料应透明或者部分透明，以便直观地看到内装饮片。为了适应环保需要，应尽可能地选择可降解的环保材料。根据不同形状、质地的中药饮片，可采取全自动、半自动、抽真空和人工4种包装方法。

（1）全自动包装：使用全自动颗粒包装机包装。此包装方法适用于体积小、颗粒均匀、流动性好的种子类中药饮片的包装。

（2）半自动包装：使用半自动包装机包装。此类方法适用于密度大、比重大，但片形均匀的根、茎、藤、木类中药饮片的包装。

（3）抽真空包装：使用真空包装机，先将饮片按定量装入包装袋内，再将单包或数包未封口的药包放入真空包装机内进行排空封口。此类包装方法适用于不能用于常规高温干燥灭菌处理的中药饮片的包装，能有效防止中药饮片出现虫蛀、霉变和泛油等现象。

（4）人工包装：通过人工用电子秤精准称量后，装入塑料袋中再封口。此类包装方法适用于体积较大、质地较轻且蓬松的花、草、叶类中药饮片的包装。

（三）生物制品的包装

生物制品是以微生物、细胞、动物或人源组织和体液为起始原材料，用生物学技术制成，用于预防、治疗和诊断人类疾病的制剂。

1. 生物制品的类型 《中华人民共和国药典》（2020年版）三部收载的生物制品包括：预防类生物制品（含细菌类疫苗、病毒类疫苗）；治疗类生物制品（含抗毒素及抗血清、血液制品、生物技术制品等）；体内诊断制品；体外诊断制品。

2. 生物制品的包装　生物制品常用的剂型主要是溶液型注射剂或无菌注射粉末。生物制品液体注射剂的内包装通常采用符合国家药包材标准的钠钙玻璃模制注射剂瓶，在内包装的标签上包含有药品通用名称、用途或适应证、规格、用法用量、生产日期、生产批号、有效期、生产企业等内容；包装尺寸过小无法全部标明上述内容的，至少标注药品通用名称、规格、生产批号、有效期等内容。生物制品最小包装的外包装通常用单层纸盒包装，在其表面通常标识有药品通用名称、成分、性状、用途或适应证、规格、用法用量、批准文号、贮藏、生产日期、产品批号、有效期、生产企业、注册商标、条形码等，此外还印有生产企业的地址、电话和邮编等。不良反应、禁忌、注意事项通常标出主要内容并注明"详见说明书"字样。

有些生物制品有中包装，中包装通常采用单层纸盒，也有使用塑料盒等材质。在其表面标识的内容与化学药制剂标识的内容要求一致。生物制品的大包装通常采用双层瓦楞纸箱包装，在其表面标识药品通用名称、规格、贮藏、生产日期、产品批号、有效期、批准文号、生产企业、厂址等，有的注明包装数量、运输注意事项或者其他标记等必要的内容。

三、药品专有标识

在药品说明书标题右上方标注的是药品的专有标识（在药盒正面的左上角或右上角），这些标识需要特别注意，因为它们提示药物的类别和安全性。

1. 特殊管理药品的标识　特殊管理药品的包装、标签和说明书上必须印有规定的专有标识和警示说明，专库或专柜存放，双人双锁保管，专账记录，每日盘点，做到账货相符；储存麻醉药品、第一类精神药品、医疗用毒性药品、放射性药品的专用仓库应具有相应的安全保卫措施。

麻醉药品的标识是天蓝色与白色相间的颜色，蓝底内白圆圈里有一"麻"字；精神药品的标识是白绿相对的四个小方块内由"精神药品"四个字形成一个大方块；医疗用毒性药品的标识颜色为黑白相间，黑底白字，在圆形黑色背景上有一"毒"字；放射性药品的标识为红色和黄色两种颜色组成的一圆形标识（见图1-3，彩图1-3）。

2. 非处方药的标识　非处方药的专有标识图案为椭圆形背景下的OTC英文字母，标识在药品

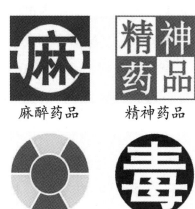

麻醉药品　　精神药品

放射性药品　医疗用毒性药品

图1-3　特殊管理药品的标识

的右上方。非处方药根据药物的安全性分为<u>甲类非处方药和乙类非处方药</u>，背景为红底白字的为甲类非处方药，背景为绿底白字的为乙类非处方药（见图1-4，彩图1-4）。甲类非处方药的特点是临床使用时间相对较短、安全性较低，因此用红色警示标

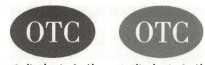

图1-4　非处方药的标识

识，虽属非处方药，但也要在药师指导下使用。乙类非处方药的特点是患者可以根据自己的经验直接到药店购买服用。此类药物除可在药店出售外，还可在超市、宾馆、百货商店等处销售。该类药物的临床使用时间较长、安全性更高、副作用小。

🔗 知识链接

"双跨"药品

　　"双跨"药品是指同一种药品既是处方药，又是非处方药。界定"双跨"药品的身份主要是看其适应证，某些药品有多个适应证，有些适应证患者能够自我诊断和自我药疗，在"三限"（限适应证、限剂量、限疗程）的规定下，可以安全用于患者的"小伤小病"，因此针对此部分适应证时该药作为非处方药；而患者难以判断病情时，针对这部分适应证时该药仍作为处方药。如药物铝碳酸镁片作为非处方药的适应证为慢性胃炎和胃酸有关的胃部不适症状，作为处方药的适应证包括胃溃疡和十二指肠溃疡。

　　3. 外用药品的标识　外用药品的标识为红色方框底色内标注白色"外"字（见图1-5，彩图1-5）。药品标签中的外用药标识应当彩色印制，说明书中的外用药品标识可以单色印制。

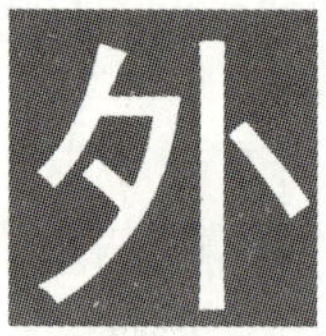

外

图1-5　外用药品
　　　　的标识

　　凡国家药品标准中用法项下规定只可外用，不可口服、注射、滴入或者吸入，仅用于体表或某些特定黏膜部位的药物，均需标注外用药品的标识。对于既可以内服，又可外用的药物，可不标注外用药品的标识。

四、药品批准文号、批号及有效期

　　1. 药品批准文号　药品批准文号是指药品生产企业在生产药品前报请国家药品监督管理部门批准后获得的身份证明，是依法生产药品的合法标志。

国家药品监督管理局于2001年对药品批准文号和试生产药品批准文号的表达格式作出规定，统一格式为"国药准（试）字+1位汉语拼音字母+8位阿拉伯数字"。"准"字代表国家批准正式生产的药品，"试"字代表国家批准试生产的药品；国药准（试）字后的1位汉语拼音字母代表药品类别，分别是H代表化学药、Z代表中药、S代表生物制品、J代表进口分装药品、T代表体外化学诊断试剂、F代表药用辅料、B代表保健药品；汉语拼音字母后的8位阿拉伯数字中的第1、第2位代表批准文号的来源，其中"10"代表原卫生部批准的药品；"19""20"代表2002年1月1日以前国家药品监督管理局批准的药品，原年份为"1998""1999"的换发后为"19"，原年份为"2000""2001"的换发后为"20"；其他药品批准文号的第1、第2位数字为各省、自治区、直辖市的行政区划代码；第3、第4位为换发批准文号或新的批准文号之年公元年号的后2位数字，但来源于2002年1月1日以前原卫生部和原国家药品监督管理局的批准文号仍使用原文号年号的后2位数字；第5~8位数字为顺序号。

《药品管理法》（2019年12月1日起施行）第二十四条规定，在中国境内上市的药品，应当经国务院药品监督管理部门批准，取得药品注册证书。已经不再规定核发进口药品注册证和医药产品注册证。

《药品注册管理办法》（2020年7月1日起施行）第一百二十三条对药品批准文号格式作出新的规定，境内生产药品批准文号格式为国药准字H（Z、S）+四位年号+四位顺序号，中国香港、澳门和台湾地区生产药品批准文号格式为国药准字H（Z、S）C+四位年号+四位顺序号，境外生产药品批准文号格式为国药准字H（Z、S）J+四位年号+四位顺序号。其中，H代表化学药，Z代表中药，S代表生物制品。

自2020年7月1日起新注册的药品采用新的批准文号格式，之前申请的仍属于合格药品，不因上市后的注册事项的变更而改变，中药另有规定的从其规定。

> ❓ **课堂问答**
>
> 试着写出下列药品的批准文号及不同字母、数字代表的意思：阿莫西林、三七片、精蛋白重组人胰岛素注射液。

2. **药品批号** 药品批号是用于识别"批"的一组数字或字母加数字，在规定的限度内具有同一性质和质量，并在同一周期生产出来的一定数量的药品为一批，每批药品均应指定生产批号。

通过药品生产批号可以追溯和审查该批药品的生产历史。在生产过程中，药品批号主要起标识作用。它在药品生产计划阶段产生，并可随着生产流程的推进而增加相应的内容，同时形成与之对应的生产记录。根据生产批号和相应的生产记录，可以追溯该批产品的原料来源（如原料批号、制造者等）、药品形成过程的历史（如片剂的制粒、压片、分装等）；在药品形成成品后，根据销售记录，可以追溯药品的市场去向；药品进入市场后的质量状况；在需要时可以控制或回收该批药品。对药品监督管理者来说，可以依据该批药品的抽检情况及使用中出现的情况进行药品质量监督和药品控制。在药品的使用中，也都涉及药品批号。

国内生产药品的批号常见的表示方法由6位数字组成和由8位数字组成2种形式。批号以6位数字表示的，前2位数表示年份，中间2位数表示月份，后2位表示生产流水号。如"211148"，即2021年11月第48批产品。批号以8位数字表示的，即表示日号的6位数 –2位数分号组成。分号后表示的意义只有生产者知道，它可能表示同一日生产批号，如"211108-2"，即2021年11月8日第2小批产品；也可能表示有效期，如20211021-02，这批药品是2021年10月21日生产的，有效期为2年。

进口药品的批号由各国生产厂家自定，其表示方法也不一致，在形式上几乎没有规律可循。进口药批号的特点是不将批号和生产日期相联系，因而较简短。所以，进口药品的批号与国内的表示方式不一致。进口药品虽然从批号上看不出生产日期，但在药品外包装上都会有所标识，如"Manuf.date Nov.20.2021"的字样就表示该药品是2021年11月20日生产的。

🔗 知识链接

药品的"二号二码"

每个药品都有自己的批准文号和批号，即"二号"。除此以外还有"二码"，即药品条形码和药品追溯码。

药品条形码用来区分不同的商品，即一个商品项目只能有一个代码，或者说一个代码只能标识一种商品项目，在销售时可以扫描条形码。

药品追溯码是由药品电子监管码衍生而来的。药品电子监管码是中国政府对产品实施电子监管为每件产品赋予的标识。每件产品的电子监管码唯一，即"一件一码"，简称监管码。2016年，国家食品药品监督管理总局暂停执行药品电子监管码。同年，阿里健康正式宣布建设开放的、市场的药品追溯码。消费者可以通过扫描药盒上的追溯码，方便地查询商品真伪，当药品在使用过程中出现任何质量问题时也可以第一时间追溯到源头。

3. 药品有效期　**药品有效期**是指药品在规定的储存条件下，保证质量的最长使用期限，超过这个期限，则不能继续销售、使用，否则按劣药查处。药品标签中的有效期应当按照年、月、日的顺序标注，年份用4位数字表示，月、日各用2位数表示。其具体格式为"有效期至××××年××月"或者"有效期至××××年××月××日"，也可以用数字和其他符号表示为"有效期至××××.××."或者"有效期至××××/××/××"等。

预防用生物制品有效期的标注按照国家药品监督管理部门批准的注册标准执行；治疗用生物制品有效期的标注应自分装日期算，其他药品有效期的标注以生产日期计算。有效期若标注到日，起算日期对应年月日的前1天；若标注到月，应当为起算月份对应年月的前1个月。如某种药品的生产日期是20220213，有效期为3年，那么有效期的合法标示就是20250212或2025年1月。

失效期是指药品从生产出来之日起到规定的有效期的时间，如印有"失效期2022年6月"是指到2022年6月1日就失效了，有效期应至2022年5月31日；如印有"有效期至2022年6月"是指有效期到2022年6月30日。有效期与失效期虽标注为同一个月份，但天数相差30天。

在了解了药品批号、生产日期、有效期的标示方法及具体含义后，在药品验收和发货时注意核对相关信息；在库储存期间严格按规定条件进行保管养护，防止药品因储存不当而变质；关注药品的失效期，防止药品因过期而失效，从而提高企业的经济效益和社会效益。

⊙ **案例分析** --

案例：

2021年11月的某一天，J先生拿着药品、收据到A县市场监督管理局12315消费者申诉举报中心投诉："我买的复方甘草口服溶液，竟然是18年前生产的"，要求药店给个合理的说法。A县市场监督管理局的执法人员接到投诉后，立即登记消费者的诉求，并认真检查被诉商品"复方甘草口服溶液"，发现该口服溶液的包装盒上标识"【产品批号】20030014【生产日期】200319【有效期至】2022.02"，消费者认为被诉药品的生产日期为2003年1月9日，已超过保质期十几年，会对身体造成伤害。

分析：

根据《药品说明书和标签管理规定（修订稿）》，药品标签中的有效期应当按照年、月、日的顺序标注，年份用4位数字表示，月、日各用2位数表示。但是对药品的生产日期标注格式并没有强制规定。而该口服溶液的生产日期标识"200319"，年份系用2位数字"20"标识，有效期标识"2022.02"，年份系用4位数字"2022"标识，并没有超过有效期，也没有违反相关法律法规的规定。

任务 1-4 医疗器械与保健食品

一、医疗器械

（一）医疗器械的概念与作用

医疗器械是指直接或者间接用于人体的仪器、设备、器具、体外诊断试剂及校准物、材料及其他类似或者相关的物品，包括所需要的计算机软件；其效用主要通过物理等方式获得，不是通过药理学、免疫学或者代谢的方式获得，或者虽然有这些方式参与但是只起辅助作用。其目的是对疾病的预防、诊断、治疗、监护或者缓解；对损伤或者残疾的诊断、治疗、监护、缓解或者功能补偿；对解剖或者生理过程的研究、替代、调节或者支持；对生命的支持或者维持；妊娠控制；通过对来自人体的样本进行检查，为医疗或者诊断目的提供信息。

（二）医疗器械的分类

国家对医疗器械按照风险程度实行分类管理。评价医疗器械的风险程度，主要考虑医疗器械的预期目的、结构特征、使用方法等因素。

1. **第一类** 通过常规管理足以保证其安全性、有效性的医疗器械。如大部分手术器械、听诊器、医用X线胶片、纱布绷带、橡皮膏、创可贴、拔罐器、手术衣、手术帽、口罩等。

2. **第二类** 对其安全性、有效性应当加以控制的医疗器械。如体温计、血压计、助听器、制氧机、避孕套、针灸针、心电诊断仪器、医用脱脂棉、医用脱脂纱布等。

3. **第三类** 用于植入人体或支持维持生命，对人体具有潜在危险，对其安全性、有效性必须严格控制的医疗器械。如植入式心脏起搏器、体外震波碎石机、人工晶体、有创内镜、超声手术刀、高频电刀、微波治疗仪、X线治疗设备、人工心肺机、人工心脏瓣膜、人工肾、一次性使用无菌注射器、一次性使用输液器、输血器、CT

设备、隐形眼镜护理液等。

（三）医疗器械的包装、标签与证书编号

1. 医疗器械的包装　医疗器械的外包装通常采用纸箱、纸盒包装，内包装通常选用聚氯乙烯或聚丙烯复合膜塑料袋，有无菌要求的医疗器械通常使用灭菌包装材料，包括医疗包装纸、无纺布 Tyvek®、各类塑料薄膜和吸塑盒及铝塑复合材料等。医疗器械的包装分为三级：1级包装是直接与医疗器械接触的包装，保护产品在使用之前是安全的，如医疗器械的无菌包装；2级包装是销售单元或使用单元，要保护1级包装在使用之前的完整性，如纸盒；3级包装指保护2级包装在物流过程的完好无损，如瓦楞纸箱。

2. 医疗器械的标签　医疗器械标签是指在医疗器械或者其包装上附有的用于识别产品特征和标明安全警示等信息的文字说明及图形、符号。根据国家药品监督管理局的相关规定，医疗器械的标签上应注明产品名称、型号、规格；注册人或者备案人的名称、住所、联系方式，进口医疗器械还应当载明代理人的名称、住所及联系方式；医疗器械注册证编号或者备案凭证编号；生产企业的名称、地址、联系方式、生产许可证编号或者生产备案凭证编号；委托生产的还应当标注受托企业的名称、住所、生产地址、生产许可证编号或者生产备案凭证编号；生产日期、使用期限或者失效日期；电源连接条件、输入功率；根据产品特性应当标注的图形、符号以及其他相关内容；必要的警示、注意事项；特殊储存、操作条件或者说明；使用中对环境有破坏或者负面影响的医疗器械，其标签应当包含警示或者中文警示说明；带放射或者辐射的医疗器械，其标签应当包含警示标志或者中文警示说明。

医疗器械因位置或者大小受限而无法全部标明上述内容的，至少应当标注产品名称、型号、规格、生产日期和使用期限或者失效日期，并在标签中注明"其他内容详见说明书"等字样。

> 🔗 **知识链接** ....
>
> ### 常用体温计的种类
>
> 玻璃体温计是最常见的体温计，它可使随体温升高的水银柱保持原有位置，便于使用者随时观测。
>
> 电子体温计利用某些物质的物理参数（如电阻、电压、电流等）与环境温度之间存在的确定关系，将体温以数字的形式显示出来。

红外线体温计通过测量耳朵鼓膜或额头的辐射温度，非接触性地实现对人体温度的测量。

电子体温计的原理与结构：电子体温计是利用感温元体（通常是用热敏电阻）的电阻值大小随环境温度的变化而变化的原理制成的。一般电子体温计由四部分组成，头部是感温部件，杆身是数字式温度显示器，侧面是电源开关按钮，末端是电池盒和盖。电子体温计读数直观、携带方便、小巧新颖、不易损坏，比普通水银体温计更易保管。

3. 医疗器械的证书编号　医疗器械监管制度实行注册和备案两种形式。注册制是药品监督管理部门根据医疗器械注册申请人的申请，依照法定程序，对其拟上市医疗器械的安全性、有效性研究及其结果进行系统评价，以决定是否同意其申请的过程。备案制是医疗器械备案人向相关药品监督管理部门提交备案资料，药品监督管理部门对提交的备案资料存档备查。

2014年10月1日以后第一类医疗器械实行备案制管理，第二、第三类医疗器械实行注册管理。

（1）医疗器械备案凭证号的编排方式：×1械备×××2××××3号。其中，×1为备案部门所在地的简称，进口第一类医疗器械为"国"字，境内第一类医疗器械为备案部门所在的省、自治区、直辖市的简称，加所在地设区的市级行政区域的简称（无相应设区的市级行政区域时，仅为省、自治区、直辖市的简称）；××××2为备案年份；×××3为备案流水号。例如"京房械备20220005号"三角巾急救包。其中，"京"代表"北京市"，"房"代表"房山区"，备案年份为2022年，备案流水号为"0005"。

（2）医疗器械注册凭证号的编排方式：×1械注×2×××3×4×5×××6。其中，×1为注册审批部门所在地的简称，境内第三类医疗器械，进口第二类、第三类医疗器械为"国"字，境内第二类医疗器械为注册审批部门所在的省、自治区、直辖市的简称；×2为注册形式，"准"字适用于境内医疗器械，"进"字适用于进口医疗器械，"许"字适用于中国香港、澳门、台湾地区的医疗器械；××××3为首次注册年份；×4为产品管理类别；××5为产品分类编码；×××6为首次注册流水号。延续注册的，××××3和×××6数字不变。产品管理类别调整的，应当重新编号。如"国械注进20202402038""C反应蛋白校准品"。其中，"国械注进"代表"进口医疗器械"，首次注册年份是"2020年"，"2"代表产品管理类别为第二类医疗器械，"40"代表分类编码，"2038"为首次注册流水号。

医疗器械唯一标识

国家药品监督管理局为了运用信息化手段实现对医疗器械在生产、经营和使用各个环节的快速、准确识别，提升监管效能，加强医疗器械全生命周期管理，建立了医疗器械唯一标识系统。医疗器械唯一标识（简称UDI）是由国家药品监督管理局制定的，是对医疗器械在其整个生命周期赋予的身份标识，是其在产品供应链中的唯一"身份证"。

UDI由产品标识和生产标识两部分组成，产品标识是识别注册人（备案人）、医疗器械型号规格和包装的唯一代码，是从数据库获取医疗器械相关信息的"关键字"，是唯一标识的必需部分；生产标识包括与生产过程相关的信息，包括产品批号、序列号、生产日期和失效日期等，可与产品标识联合使用，满足医疗器械流通和使用环节精细化识别和记录的需求。

二、保健食品

（一）保健食品的概念和分类

保健食品是指具有特定保健功能或者以补充维生素、矿物质为目的的食品，即适宜于特定人群食用，具有调节人体功能，不以治疗为目的，并且对人体不产生任何急性、亚急性或者慢性危害的食品。

世界卫生组织将保健食品分成四大类，即营养型保健食品、强化型保健食品、功能型保健食品和功能因子型保健食品。

1. **营养型保健食品** 例如蜂王浆、花粉、维生素、葡萄糖等。这类产品对人体有营养补充作用，它们只为增加营养所需，从日常饮食中可以摄取，但并没有确切的功效。

2. **强化型保健食品** 有目的地强化补充人体所缺少的一些微量物质，如钙、铁、锌、硒等微量元素。其对身体缺什么补什么，但不能为防止流失而过度服用，对身体有害。补充以后明显见效，症状改善。

3. 功能型保健食品　以调节人体的某些生理功能为目的，例如深海鱼油有软化血管的功能。

4. 功能因子型保健食品　强调对身体的代谢功能进行调节，例如番茄红素、茶多酚等提高机体的抗氧化功能。

（二）保健食品的标签、说明书和标识

1. 保健食品的标签、说明书　保健食品的标签是指依附于产品销售包装上的用于识别保健食品特征、功能以及安全警示等信息的文字、图形、符号及一切说明物。保健食品的说明书，是指由保健食品注册人或备案人制作的单独存在的、进一步解释说明产品信息的材料。

保健食品的标签、说明书应包括产品名称、原料、辅料、功效成分或者标志性成分及含量、适宜人群、不适宜人群、保健功能、食用量及食用方法、规格、贮藏方法、保质期、注意事项等内容。保健食品的标签、说明书中的主要内容不得涉及疾病预防、治疗功能，内容应当真实，与注册或者备案的内容相一致。未经人群食用评价的保健食品，其标签、说明书载明的保健功能声称前增加"本品经动物实验评价"的字样。

保健食品是食品的一个特殊种类，其不同于普通食品，也不同于药品。为引导消费者理性消费，需在保健食品标签上设置警示用语，如"保健食品不是药物""不能代替药物治疗疾病"等。

2. 保健食品的标识　经过批准注册或备案，并取得批准文号的保健食品，必须在其包装的主要展示版面的左上角标注保健食品的专有标识，即我们通常说的"蓝帽子"（见图1-6，彩图1-6）。只有有"蓝帽子"标识及注册证号的才是保健食品，没有标识的均不是保健食品，进口保健食品也不例外。

图1-6　保健食品的标识

保健食品的标识，应当按照国家市场监督管理总局规定的图案等比例标注在版面的左上方，清晰易识别。保健食品的批准文号和批准部门应当标注在"蓝帽子"标识的下方，并与其相连，清晰易识别。

（三）保健食品的批准文号

2016年7月1日起实施的《保健食品注册与备案管理办法》规定，对保健食品实行注册与备案相结合的分类管理制度。对注册的保健食品，国产保健食品注册号格式为国食健注G+4位年号+4位顺序号，进口保健食品注册号格式为国食健注J+4位年号+4位顺序号。对于备案的保健食品，国产保健食品备案号格式为食健备G+4位年号+2位省级行政区域代码+6位顺序编号，进口保健食品备案号格式为食健备J+4位年号+00+6位顺序编号。其中"G"代表国产，"J"代表进口。

> **知识链接** ···

保健食品批准文号的沿革

保健食品批准文号是在1996年开始进入人们的视野的，最初由原卫生部管理制定。

1996年颁布的第一批保健食品的批准文号格式为国产"卫食健字+［2位年份］+3位第×××序列号"，进口保健食品的批准文号格式为"卫进食健字+［2位年份］+3位第×××序列号"。

1997年格式修改为国产"卫食健字+［4位年份］+3位第×××序列号"，进口"卫进食健字+［4位年份］+3位第×××序列号"。

1998年新增"卫组食健备+［4位年份］+3位第×××序列号"。

1999年国产保健食品为"卫食健字+［4位年份］+4位第××××序列号"，如"卫食健字［2006］第1004号"；进口保健食品为"卫食健进字+［4位年份］+4位第×××序列号"，如"卫食健进字［2003］第1002号"。

2000年国产保健食品为"卫食健字+（4位年份）+4位第××××序列号"，如"卫食健字（1997）第0498号"；进口保健食品为"卫食健进字+4位年份+4位第×××序列号"。

2003年开始保健食品的批准文号的审批转移给国家药品监督管理局审批，格式正式更改为"国食健字G+4位年号+4位序列号"，进口保健食品的批准文号为"国食健字J+4位年号+4位序列号"。其中"国"代表国家药品监督管理局。如"国食健字G20040325""国食健字J20071023"。

2016年对保健食品实行注册与备案相结合的分类管理制度，其更改后批准文号格式使用至今。

> **课堂问答** ···
> 药品批准文号和保健食品批准文号有何区别？
> ···

项目小结

1. 药品储存与养护可以起到适应市场需求，缓解市场矛盾；防止假药和劣药进入市场；科学养护，保证药品质量的作用。
2. 药品库房、库房设施与设备和计算机系统应符合GSP的相关要求。
3. 处方药必须凭医师或其他有处方权的医疗专业人员开写处方出售；非处方药有专有标识，公众可自行购买。
4. 不同类型的药品有其专有标识，如甲、乙类非处方药，麻醉药品，精神药品，医疗用毒性药品和放射性药品等。
5. 药品批准文号是药品的身份证明，是依法生产药品的合法标志；药品验收、储存、养护、出库，均以批号为单位进行处理；有效期是保证药品质量的最长时间，药品必须在规定的有效期内销售、使用。
6. 医疗器械按风险等级分为三类，其中第三类的风险最大，在使用过程中需要时刻看护。
7. 世界卫生组织将保健食品分为营养型保健食品、强化型保健食品、功能型保健食品、功能因子型保健食品。

思考题

一、 填空题

1. 特殊管理药品主要指＿＿＿＿＿、＿＿＿＿＿、＿＿＿＿＿、＿＿＿＿＿四类。
2. 世界卫生组织将保健食品分为＿＿＿＿＿、＿＿＿＿＿、＿＿＿＿＿、＿＿＿＿＿四类。

二、 名词解释

1. 药品储存
2. 药品养护
3. 药品批准文号
4. 药品有效期

三、 案例分析

实习生M同学，在药店实习时发现该药店销售的保健食品维生素E上的批准文号格式为卫食健字（2002）第0331号。其格式与所学的保健食品批准文号的格式不同，认为该保健食品属于假冒伪劣商品。

　　问题1：请问该保健食品是假冒伪劣商品吗？

　　问题2：保健食品的批准文号的格式有几种？

（赵爱慧）

实训一　各类医药商品及保健食品包装和标识的识别

【实训目标】

1. 熟练掌握药品、保健食品的批准文号、批号及有效期的识别。

2. 会进行药品、保健食品专有标识的识别。

3. 会进行药品批准文号、医疗器械注册证号的查询。

4. 具有严谨的工作态度。

【实训准备】

1. **实训环境**　模拟药品库房（按常温库、阴凉库、冷库分区分类）、模拟区域（药品区、医疗器械区、保健食品区、特殊管理药品区域）。

2. **实训用物**　药品（地西泮片、盐酸吗啡注射液、三七片、复方酮康唑软膏、头孢克肟分散片、精蛋白重组人胰岛素注射液）、保健食品［益生菌颗粒（儿童型）、氨糖软骨素钙片］、医疗器械［一次性使用配药注射器、医用纱布、棉签、促黄体激素（LH）诊断盒试纸］、桌椅、计算机、笔、笔记本、白板公告栏等。

3. **分组安排**　20人一大组，5人一小组。各小组依次按照实训要求完成实训内容。

【实训内容】

1. **批准文号、批号、生产日期、有效期的识别**　各组成员运用所学知识，正确识别表中的药品、保健食品和医疗器械的批准文号、产品批号、生产日期和有效期，并记录在下表中。

序号	商品名称	批准文号 （注册证号）	生产日期	有效期	产品批号
1	地西泮片				
2	益生菌颗粒（儿童型）				
3	盐酸吗啡注射液				
4	三七片				
5	复方酮康唑软膏				
6	头孢克肟分散片				
7	氨糖软骨素钙片				
8	一次性使用配药注射器				
9	促黄体激素（LH）诊断 盒试纸				
10	精蛋白重组人胰岛素注 射液				
11	医用纱布				
12	棉签				

2. **专有标识的识别**　在所提供的医药商品、保健食品中，如三七片、地西泮片、盐酸吗啡注射液、氨糖软骨素钙片等都有其专属标识，各组成员根据所学知识，找出并识别其专有标识，各小组互相讨论每一类商品属于哪一类并完成下列表格。

序号	商品名称	商品类别	标识种类	解析
1				
2				
3				
4				

3. 批准文号的查询 药品批准文号是指药品生产企业在生产药品前报请国家药品监督管理部门批准后获得的身份证明，是依法生产药品的合法标志。

各组成员从准备的药品中选出5个，通过官网输入药品批准文号进行查询，并完成下列表格。

查询方法：登录国家药品监督管理局官网（https://www.nmpa.gov.cn/），选择"药品"，点击进入，在此页输入药品批准文号进行查询；对于医疗器械需要在网站首页选择"医疗器械"，点击进入，在此页输入医疗器械注册证号进行查询。

序号	商品名称	批准文号	查询结果
1			
2			
3			
4			
5			

【实训评价】

1. 对学生填写的表格进行评价。

2. 对学生登录官网查询的操作过程进行评价。

3. 评分标准：正确识别批准文号、批号、生产日期、有效期和药品专有标识，实训内容3项任务，每项30分，共计90分，态度认真计5分，团结协作精神计5分，总计100分。

【注意事项】

1. 注意批号的识别，批号如果是6位数，前2位序号代表年份，后4位是顺序号，而药品生产日期一般是前4位代表年号，不能通过批号看药品生产日期。

2. 整个实训过程在模拟药品库房进行，应遵守相关规定，严格按照操作规程进行实训。

3. 药品、保健食品及医疗器械的品种可以根据实际情况自行选定，也可以采用相关模型代替实物。

（赵爱慧）

项目二
药品的仓储管理

学习目标

知识目标：

- 掌握药品仓库的库区布局。
- 熟悉药品仓库的分类及药品仓库设备管理。
- 了解药品仓库环境选择、作业管理及消防安全管理。

能力目标：

- 能对药品储存作业区进行合理布局。
- 能辨识药品仓库中的常见设备。
- 能正确使用常见的消防设备，能扑灭初起火灾。

素质目标：

- 具有健全的法律意识和良好的沟通合作意识。
- 具有严谨认真、科学规范的工作态度。
- 具有较好的劳动保护和消防安全意识。
- 树立民族自信，践行社会主义核心价值观。

情境导入

情境描述：

　　小李毕业后，进入某大型药品批发企业从事仓库管理员工作。入职后，小李看到药品在自动化立体仓库中通过巷道式堆垛机自动入库和出库，输送分拣系统自动分拣，各类无人穿梭车自动将药品搬运至指定位置……小李感觉非常震撼。通过岗前培训后，小李了解了我国的仓储技术正在向由人工智能、物联网、5G、云计算、大数据、区块链等关键技术集成的智慧物流迈进。小李感觉很自豪，也对自己未来的工作充满了憧憬。

我国的仓储物流技术发展迅速，部分技术已经站在世界前列。药品仓储物流作为药品产业链的中间环节，起着举足轻重的作用。药品作为一种特殊商品，要保证其安全、有效和稳定的同时，还能提高企业的经济效益，必须做好科学化的仓储管理工作。作为药剂专业学生，应秉承社会主义核心价值观，树立民族自信，勇担社会责任，自觉树立终身学习的理念，认真学习仓储管理的新知识、新技术，为更好地适应仓储物流的发展，提升仓储管理水平奠定基础。

药品仓储管理是指对在仓库的药品进行储存和保管，是从接收需储存药品开始，经过储存保管作业，直到将药品完好地发放出去的全过程管理。加强药品仓储管理，对保证药品质量，防止假劣药品进入市场，降低企业仓储成本具有重要意义。

任务 2-1　药品仓库的建设、分类与布局

药品仓库是进行药品储存保管的建筑物和场所的总称，是企业经营的基础性设施，也是保证药品在流通环节正常流转的必不可少的基本条件，同时也是GSP现场检查的重点环节之一。

一、药品仓库整体环境的选择

药品仓库的选址、设计、布局、建造、改造和维护应当符合药品储存的要求，防止药品的污染、交叉污染、混淆和差错。

（一）药品仓库的选址要求

1. 经济因素　药品仓库应选在药品流通量大，交通便利，给水充足，用电方便，

药品生产布局比较集中的地区。还要考虑经济区域和药品的合理流向，分布仓库网点，缩短运输路程，减少流通环节，降低流通费用。

2. 自然因素 药品仓库应选择环境良好，远离居民区，远离污染源如厕所、垃圾站、自由市场等，远离汽车站、加油站、油库等地方，建在地质坚固、地势干燥平坦、地形较高的位置。

3. 政策因素 药品仓库的选址还应考虑到政策环境，包括企业的优惠、城市的规划（土地开发、道路建设）、地区产业政策等。

（二）药品仓库的建筑和装修要求

库房的规模及条件应当满足药品的合理、安全储存，便于开展储存作业。企业应当具有与其药品经营范围、经营规模相适应的经营场所和库房，库房面积要满足以下要求（表2-1）。

表2-1 药品批发企业面积要求

企业规模	仓库	检验室	养护室
大型企业	$\geq 1\ 500m^2$	$\geq 150m^2$	$\geq 50m^2$
中型企业	$\geq 1\ 000m^2$	$\geq 100m^2$	$\geq 40m^2$
小型企业	$\geq 500m^2$	$\geq 50m^2$	$\geq 20m^2$

1. 建筑要求 地坪要求平坦坚实，耐摩擦和冲击，表面光洁不起灰尘，承载能力强；墙体除满足承重条件外，还需要考虑保温、隔热、防潮等要求，以减少外部温湿度变化对库存物品的影响；屋顶要求防水、保温、隔热、防火、坚固且自重轻；库门要求开启方便、关闭精密，库门的数量、尺寸应考虑库房大小、吞吐量及运输工具的类型等因素；尽量减少窗户，且结构紧密，设计简单，利于清扫。

药品装卸作业场所应有顶棚，确保药品在装卸作业时减少太阳直射、雨雪、风沙等环境因素的影响。

特殊管理药品应采用砖混或钢筋结构的建筑，不得设明窗，要安装钢制防盗门、监控系统。

库区地面硬化可以采用地砖、水泥或沥青等不起尘、不易积水、不长杂草的地面；绿化可以种植青草或无大量花粉或不易飘絮的植物，定期修剪且无虫害。

2. 装修要求 库内地面应平整、无缝隙、不起尘；内墙面、顶棚表面光滑、坚硬、无裂缝及脱落现象；库内管线布局合理；装修采用吸湿性小、发尘量少、隔热性能好、防静电、不易燃、不开裂、不易黏附尘粒的材料。

（三）药品仓库的内环境要求

1. 仓库内环境干净整洁，无垃圾废弃物堆积。
2. 物品摆放整齐、规范，条理清楚，管理有序。
3. 辅助设施齐全，安全防范措施落实到位，有符合规定要求的消防设施。

二、药品仓库的分类

根据药品仓库在药品流通中承担的职能不同、技术条件或建筑结构不同等，可将药品仓库分为以下几种。

（一）按照仓库的主要业务职能分类

1. 采购仓库　其主要职能为分批接收从生产部门收购的药品，经过集中和积聚再整批或分批发运各地。采购仓库一般规模较大，具有验收、保管、养护、运输、批发或向全国各地调拨药品等职能。

2. 批发仓库　即药品批发企业所属仓库，主要任务是将采购供应仓库调拨进来或收购入库的药品经过编配、分装、按计划成批地发出去。地点一般设置在药品的销售地。

3. 零售仓库　是为保证药品日常销售而进行短期药品储存的仓库，地点一般设置于零售企业内或药店附近，归零售企业直接管理。

4. 加工仓库　具有加工、储存、发运功能，既可将收购的药品原料就地进行必要的挑选、分类、整理、分装、改装、组装和简单的加工，以弥补生产过程加工不足，也可直接发运，又可进行储存。

5. 储备仓库　是应对突发公共事件、重大活动安全保障及存在较高供应短缺风险而设的，储备的医药产品包括治疗药品、疫苗、检测试剂、医用口罩、医用防护服等药品和医疗物资等。

（二）按照仓库的技术设备条件分类

1. 通用仓库　亦称普通仓库。此类仓库的特点为技术装备比较简单，建造比较容易，适用范围广泛。

2. 保温、冷藏、恒温恒湿仓库　在技术设备上有制冷设备，并有良好的保温隔热性能以保持所需的温湿度。

3. 危险品库　是指用以储存易燃、易爆、有毒和有辐射的药品的仓库。它要求有一定的特殊技术的装备和装卸、搬运、保管条件，并能对危险品起一定的防护作用。

4. **气调仓库** 是指能够控制库内的氧气和二氧化碳浓度的药品仓库。通常用以存放对氧气和二氧化碳浓度有控制要求的药品。

🔗 知识链接

中药材气调养护技术

中药材的储存过程受温度、湿度、空气、日光、霉菌和害虫等因素影响，极易出现霉变、虫蛀、变色、泛油、风化等现象。中药材气调养护技术是通过物理、化学集成方法，调控中药材密闭货垛或密封包装箱等密闭空间的空气组分，达到防治虫害、防止霉变、保持品质的养护方法。其原理是使药材处于一个低氧、高二氧化碳的密闭状态，从而抑制微生物繁殖及药材自身的呼吸，不仅可使药材的陈化速度变缓，还能防止药材因吸潮而霉变，从而保证中药材的贮藏品质。气调养护技术既可杀虫防霉，又能保持药材原有的色、味，且成本低廉、无毒无害、适用性广、操作方便。

储存时间长、数量大、储存地点相对固定的中药材宜采用货垛密闭。贵细中药材，流通环节多、周转频率快的中药材宜采用气调箱。放入药材后，贴好密封指示剂，快速投入气调剂，排出或抽出多余的空气并快速密封，贴上信息标签。储存过程中需要进行气密性、氧气浓度、二氧化碳浓度和温湿度监测。

（三）按照仓库的建筑结构分类

1. **平房仓库** 是指单层建筑仓库。优点为建筑结构简单，造价低廉，移仓作业方便；缺点为土地利用率低。

2. **多层楼房仓库** 是指两层或两层以上建筑的仓库。优点为可提高仓库容量和土地利用率；缺点为建筑结构复杂，造价较高。

3. **高层货架立体仓库** 亦称自动化立体仓库，常采用几层乃至几十层高的货架储存单元药品，可以用起重运输设备进行药品入库和出库作业。此类仓库可以实现计算机网络管理，实现物流仓储的自动化、智能化、快捷化、网络化、信息化。既提高土地利用率、单位面积储存量，又利于提高仓库的出入库频率，提高仓库的管理水平。缺点为结构复杂，精度要求高，建设周期长，投入成本高。高层货架立体仓库是未来药品仓库发展的主要趋势之一。

三、药品仓库的库区布局

药品仓库的库区布局就是根据已选定库址的自然条件，结合各类药品储存的要求、仓库业务的性质和规模、仓库技术设备的性能和使用特点等，对仓库的主要建筑物、辅助建筑物及行政生活用房等进行全面合理的安排和配置。仓库的库区布局合理与否，直接影响仓库的作业效率。对药品仓库实行分区管理，使仓储管理的各项工作能在专属的区域内有序、安全地进行，避免不同作业行为的相互影响，以达到储存作业的安全，防止事故的发生，确保药品储存质量。

（一）药品仓库的总平面布局

药品仓库的总平面布局应考虑以下要求：① 考虑仓储生产流程，减少装卸环节；② 利于机械设备使用；③ 符合仓库安全及消防要求；④ 符合卫生和环境要求；⑤ 符合仓库的目前需要与长远规划，尽可能地减少将来仓库扩建对正常业务的影响。

根据仓库业务活动和工作任务的不同，GSP要求仓库的库区布局分为药品储存作业区、辅助作业区和行政生活区。

1. 药品储存作业区　药品储存作业区是仓库的主体部分与主要业务场所，是指仓库用于收发药品储存、整理、分类、加工、包装的场所，主要包括库房、装卸作业场所、运输车辆停放场所、保管员工作室等。各作业场所的布置必须与仓库的业务顺序如入库、储存、出库相一致，使各作业环节密切衔接，便于提高作业效率。

2. 辅助作业区　辅助作业区是药品仓储作业的辅助场所，主要是为药品储存保管业务服务，主要包括验收室、养护室、票据管理室等。辅助作业区设置应靠近药品储存作业区，以便及时供应。辅助作业区应与药品储存作业区相隔一定距离，防止辅助作业区发生事故危及存货区域。

3. 行政生活区　行政生活区是仓库的行政管理机构和生活服务设施的所在地，包括办公室、警卫室、食堂、宿舍、休息室等。行政生活区一般应与库区各作业场所隔开，并有隔离设施和设置单独的出入口，以减少人员往来对仓储作业的影响和干扰，保证作业安全和药品储存安全，并且便于收、发药品办理手续；警卫室应设在库区出入口，以利于履行检查手续。

按照GSP要求，药品储存作业区、辅助作业区应当与行政生活区分开一定距离或者有隔离措施，不得交叉，不得对药品储存造成干扰。避免药品库房与生活设施同在一个建筑内的情况。辅助作业区和行政生活区不得对药品储存作业区造成污染。企业常用的隔离方式：① 设定全封闭的、独立的药品储存作业区及辅助作业区，将药品储存作业区和辅助作业区与其他活动彻底隔离；② 药品仓库与办公场所建在同一建筑内，应保证仓库物流通道与办公通道的严格分割，不应有共用出入通道、共用装卸场地的现象，从制度和实际管理中有效杜绝仓储作业与办公的人流、物流的交叉。

（二）药品储存作业区的布局

药品储存作业区的合理布局应以主要库房为中心，合理安排各个作业区域的位置。力求作业路线最短、道路占用面积最少，有效地使用人力和设备资源，方便药品存取，尽可能地减少库内运输的距离，提高库房面积和仓容的利用率。

1. 符合GSP要求　药品储存作业区的布局应符合GSP对库房（区）分类的要求，应根据所经营药品的储存要求，设置不同温湿度条件的仓库。各类仓库的温湿度要满足以下要求（表2-2）。

表2-2　各类仓库的温湿度要求

分类	温度	相对湿度
冷库	2~10℃	35%~75%
阴凉库	不超过20℃	35%~75%
常温库	10~30℃	35%~75%

各类仓库要分别设置待验区域、发货区域、退货区域、合格品区域、不合格品区域。另外，经营特殊管理药品的，有符合国家规定的储存设施；经营中药材、中药饮片的，应当有专用的库房和养护工作场所；直接收购地产中药材的，应当设置中药样品室（柜）；经营冷藏、冷冻药品的，应当配备与其经营规模和品种相适应的冷库；储存疫苗的，应当配备2个以上的独立冷库等。

2. 方便机械设备使用　药品仓库配有各种机械设备，如输送叉车、电瓶车、吊车、装卸设备及药品分区保管分拣自动化系统等。为了保证设备正常运行和安全使用，在进行库房布置时，需要根据设备特征、使用要求等安排合理的设备使用空间。

3. 作业流程安排合理　为了有效地完成仓库业务，以最少的人力、物力耗费和最短的时间完成各项作业，须按照仓库作业环节的内在联系合理地布置作业流程。应考虑：①单一的物流方向，仓库的货物卸车、验收、存放地点之间的安排必须适应仓储作业流程，按一个方向流动，避免搬运路线的交叉和重复，减少搬运环节和货物的迂回倒流，体现仓储作业连续性的原则；②最少的作业环节，尽可能地减少一些作业环节，既可加快作业速度，又可降低作业成本；③最有效地利用空间，库内各项作业场所的合理布局不仅对地面面积要合理利用，而且对仓库空间也应合理利用，最大限度地利用库容。

课堂问答

根据已学知识，请同学们讨论：为实现药品仓储作业高效运转，流程应如何合理安排？为什么？

（三）库区内部布置

药品库区内部布置的主要目的是提高库房内作业的灵活性，有效地利用库房内部的空间。库区内部布置应在保证药品储存需要和操作安全的前提下，充分考虑库房内作业的合理组织，根据药品码垛的方式和方法，决定作业通道的宽度和合理安排作业通道，以协调药品储存和作业的不同需要，保证合理地利用库房空间。

根据货垛与通道或库墙之间的关系，货区平面布局形式可分为横列式、纵列式、纵横式和倾斜式（图2-1）。

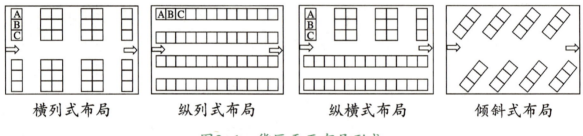

横列式布局　　　　纵列式布局　　　　纵横式布局　　　　倾斜式布局

图2-1　货区平面布局形式

1. 横列式布局　　是指货垛或货架的长度方向与药品库房的侧墙互相垂直。这种布局方式的主要优点是主要通道长且宽，副通道短，有利于货物的存取、检查；通风和采光条件好；有利于机械化作业，便于主通道业务的正常展开。其主要缺点是主通道占用的面积多，仓库面积的利用率会受到影响。

2. 纵列式布局　　是指货垛或货架的长度方向与库房的侧墙平行。其主要优点是仓库面积的利用率高；缺点是存取货物不方便，通风采光不利。

3. 纵横式布局　　也称混合式布局。是指在同一保管场所内，横列式布局和纵列式布局兼而有之，这种布局形式可以综合利用两种布局的优缺点。

4. 倾斜式布局　　是指货垛或货架与库房的侧墙或主通道呈一定夹角，是横列式布局的变形。其优点是便于叉车作业，缩小叉车的回转角度，提高作业效率；缺点是造成不少死角，仓库面积不能被充分利用。

任务 2-2　药品仓库的设备管理

药品仓库除主体建筑外，一切进行药品仓储业务所使用的设备、工具、用品和仓库管理系统统称为仓库设备。仓库合理配置各种软硬件设备，对提高劳动效率、减轻劳动强度、缩短药品进出库时间、改进药品堆码、维护药品质量、充分利用仓容和降低保管费用等均有重要作用。

一、药品仓库设备

药品仓库的设备包括硬件设备、软件设备和计算机系统。

（一）硬件设备

硬件设备主要包括储存设备，搬运装卸设备，分拣设备，养护设备，冷藏、冷冻设备等。

1. 储存设备　储存设备是药品仓库保管药品的主要设备，对在库药品质量的维护有重要作用。主要包括货架、托盘、货橱、储存箱等。

（1）货架：在药品仓库设备中，货架主要是指用于存放成件药品的保管设备，是现代药品仓库中储存药品的主要设备。为实现药品仓库的现代化管理，改善仓库的功能，药品货架不仅要满足药品储存的需求，还要利于实现药品储存作业的机械化、自动化。随着药品物流量的大幅增加，药品货架的种类越来越多。药品仓库常见的货架主要有轻型货架、通廊式货架、高位立体货架等（图2-2）。

> **❓ 课堂问答** ————————————
>
> 现代化仓库中，应当配备具有何种特征的货架？对一个规模中等、实力一般的企业，你认为哪种货架最为适宜？

（2）托盘：托盘是用于集装、堆放和搬运货物的水平平台装置，广泛应用于运输、仓储和流通等领域。托盘既可以作为储存设备，实现药品与地面的有效隔离，又可以与叉车配套使用作为物流运作过程中的装卸和运输设备。托盘在现代物流中发挥着巨大的作用，可以实现物品包装的单元化、规范化和标准化，保护物品，方便物流和商流。托盘分为平托盘、柱式托盘、箱式托盘、轮式托盘等（图2-3）。

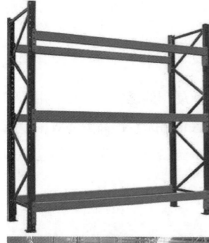

轻型货架：载重量较轻，全组装式结构，随意组合、安装、拆卸方便灵活。适用于人工操作，存放轻中型药品

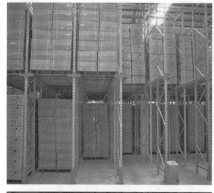

通廊式货架：也称驶入式货架，货物存取从货架同一侧进出，先存后取、后存先取。适用于存放品种单一、大批量的药品

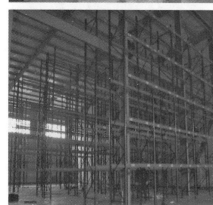

高位立体货架：高位立体货架是自动化仓库的主要组成部分，是目前药品仓库应用较多的货架。货架密度较大，高度较高，长度较长，排列较多，巷道较窄货架立柱、横梁的刚度和强度也要提高

图2-2　各种货架

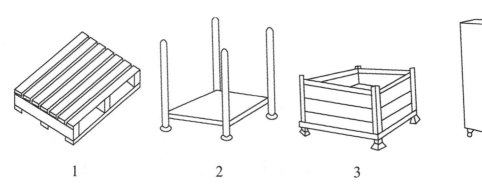

1. 平托盘；2. 柱式托盘；3. 箱式托盘；4. 轮式托盘。

图2-3　各种托盘

2. **搬运装卸设备**　搬运装卸设备亦称起重运输设备，是指仓库用来提升、堆码、装卸、搬运药品的机械设备。这类设备能改进仓储管理，减轻劳动强度，提高工作效率。可分为：

（1）装卸堆垛设备：包括各种类型的起重机、叉车、堆垛机、滑车、跳板等，其中叉车的应用最为广泛。叉车又名铲车，是指对成件托盘货物进行装卸、堆垛和短距离运输作业的各种轮式搬运车辆。一般采用电动式叉车（图2-4）。

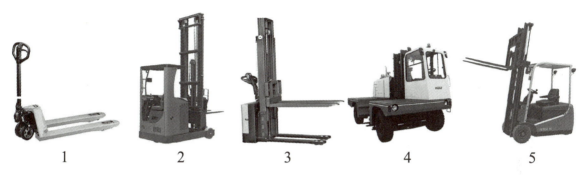

1. 手动液压叉车；2. 前移式叉车；3. 叉腿式叉车；4. 侧面叉车；5. 平衡重式叉车。

图2-4　各种叉车

除叉车外，堆垛机也是药品仓库常用的装卸堆垛设备，它可以实现药品的上架和下架。堆垛机可在巷道内来回穿梭，其货台可上下垂直升降，货叉可横行伸缩，从而实现货物的三维方向移动。如果采用计算机控制，还可以实现自动认址、货位虚实监测及与主控计算机之间的信息通信功能。

（2）搬运传送设备：包括各种手推车、电瓶车或内燃机搬运车、拖车、牵引车、运货卡车，各种输送机、电梯等各式平面传送装置和垂直传送装置等。

3. **分拣设备**　分拣是为了方便输送、配送，将很多目的地不同的货物按照各自的货物流向分开，分配到所设置的不同场地的一种物料搬运活动，也是将物品从集中到分散的处理过程。因此，物品分拣的关键是对物品去向的识别、识别信息的处理和对物品的分流处理。

🔗 **知识链接**

分拣的过程

被拣货物经由各种方式如人工搬运、机械搬运、自动化搬运等送入分拣系统，经合流后汇集到一条输送机上。物品接受激光扫描器对其条形码的扫描，或通过其他自动识别的方式如光学文字读取装置、声音识别输入装置等方式将分拣信息输入计算机中央处理器中。计算机通过将所获得的物品信息与预先设定的信息进行比较，将不同的被拣物品送到特定的分拣道口位置上，完成物品的分拣工作。分拣道口可暂时存放未被取走的物品。当分拣道口满载时，由光电控制，阻止分拣物品不再进入分拣道口。

仓库分拣作业可按分拣手段的不同分为：① 人工分拣，即分拣作业由人工完成。人、货架、集货设备（货箱、托盘等）配合完成配货作业。在实施时，由人一次或分段巡回于各货架之间，按各分店的需求拣货，直至配齐。② 机械分拣，分拣作业人员乘车辆或台车为1个或多个分店拣选。③ 自动分拣，分拣作业人员只在附近的几个货位进行拣选作业，从货物进入分拣系统至送到指定的分配位置为止，都是按照指令靠自动分拣装置自动完成的。自动分拣的设备包括翻板式分拣机、钢带推出式分拣机、滑块式分拣机、钢带分拣机等（图2-5）。

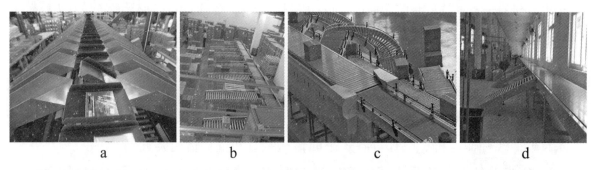

a. 翻板式分拣机；b. 钢带推出式分拣机；c. 滑块式分拣机；d. 钢带分拣机。

图2-5　各种分拣机

4. 养护设备　指为了确保药品安全储存，防止在库药品变质、失效及污染等而使用的设备。可分为：

（1）监测调节温湿度，防潮、防霉的设备：如空调、除湿机、干燥箱、温度监测仪等。

（2）通风、照明、保暖、避光设备：如抽（排）风机、各式电扇、防护窗纱、暖气片、照明灯、遮阴棚等。

（3）各种防护设施：包括防鼠用的板、老鼠夹，防虫、防尘、防鸟用的纱网，防盗用的护栏、防盗门窗，防火用的消防器材等。

（4）其他：如劳动防护用的工作服、口罩、安全帽、绝缘手套、防毒面具及放射线的防护装置等。

5. 冷藏、冷冻设备　根据GSP要求，经营冷藏、冷冻药品的，应当配备与其规模和品种相适应的冷库，以及相应的冷藏、冷冻设备，如冷藏箱（柜）、冷藏车及车载冷藏箱或保温设备等（图2-6）。冷藏、冷冻药品的储存设施设备具有自动调控温度的功能，配置温湿度自动监测系统，可实时采集、显示、记录、传送储存过程中的温湿度数据，并具有远程及就地实时报警功能，可通过计算机读取和存储所记录的监测数据。

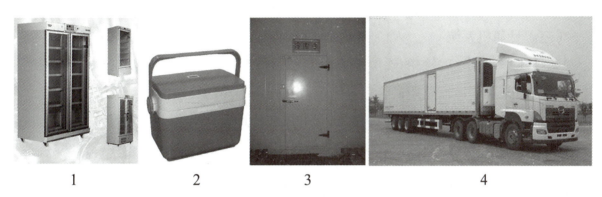

1. 药品冷藏箱；2. 便携式药品冷藏箱；3. 冷库；4. 冷藏车。

图2-6　各种冷藏设备

冷库（2~10℃）应当配备冷库制冷设备的备用发电机组或者双回路供电系统，防止因供电系统异常使药品存储条件的改变而导致药品质量受到影响。

冷藏箱主要用于药品、生物制剂、疫苗、血液的冷藏、保存、运输。根据不同的需求，可分为8~20℃的药品阴凉箱、4℃的血液保存箱、2~8℃的医用冷藏箱、-50~-25℃的低温保存箱及-86℃以下的超低温保存箱等。

⊘ 课堂问答 ——————————————————————

血液制品可以放在低温冷藏箱（柜）中保存吗？为什么？

....

（二）软件设备

仓储软件是指一切涉及药品仓储管理全过程的书面文件和实施过程的真实记录。质量管理体系文件包括质量管理制度、部门及岗位职责、操作规程、档案、报告、记录和凭证等。

1. 质量管理制度　主要有药品采购、收货、验收、储存、养护、销售、出库、运输的管理；特殊管理药品的规定；药品有效期的管理；不合格药品、药品销毁的管理；药品退货的管理等。

2. **部门及岗位职责** 主要有企业负责人、质量负责人及质量管理、采购、收货、验收、储存、养护、销售、出库复核、运输、财务、信息管理等部门和岗位的职责。

3. **操作规程** 包括药品采购、收货、验收、储存、养护、销售、出库复核、运输等环节及计算机系统的操作规程。

4. **记录和凭证** 记录主要有药品采购、验收、养护、销售、出库复核、销后退回和购进退出、运输、储运温湿度监测、不合格药品处理等。记录应当真实、完整、准确、有效和可追溯。凭证包括不合格药品申报表、药品养护档案表、退货通知单等；台账包括不合格药品台账、销后退回药品台账等。

（三）计算机系统

1. **硬件** 计算机系统的硬件要求：①有支持系统正常运行的服务器；②药品采购、销售、储存、运输及质量管理等岗位应当配备专用的终端设备；③有稳定、安全的网络环境，有固定接入互联网的方式和可靠的信息安全平台；④批发企业有实现相关部门、岗位信息传输和数据共享的局域网；⑤有符合GSP要求及企业管理实际需要的应用软件和相关数据库。

2. **基础数据库** 质量管理基础数据是企业合法经营的基本保障。企业应当将审核合格的供货单位、购货单位及采购品种等信息由专职质量管理人员据实录入系统，建立质量管理基础数据库并有效运用。这些数据应当与对应的企业或产品的合法性、有效性相关联，由系统进行自动跟踪、识别与控制；当任一质量管理基础数据失效，系统应当对与该数据相关的业务功能自动锁定，直至该数据更新、生效后相关功能方可恢复；除质量管理岗位外，其他各操作岗位只能按照规定的权限查询、应用质量管理基础数据，不能修改数据的任何内容。

> ② **课堂问答** ————————————
>
> 为什么除质量管理岗位外，其他各操作岗位只能按照规定的权限查询、应用质量管理基础数据，不能修改数据？
> ··

3. **数据的录入、修改、保存及权限控制** 各操作岗位应当通过输入用户名及密码等身份确认方式登录系统后，在权限范围内录入或查询数据，未经批准不得修改数据信息；修改业务经营数据应在职责范围内提出申请，经质量管理人员审核批准后方可修改，修改的原因和过程应当在系统中记录；系统对各岗位操作人姓名的记录，应当根据专有的用户名及密码自动生成，不得采用手工编辑或菜单选择等方式录入；系统操作、数据记录日期和时间应由系统自动生成，不得采用手工编辑、菜单选择等方式录入。

各类记录和数据的保存应采用安全、可靠的方式存储和备份；批发企业应当按日备份，零售企业应当定期备份；备份数据的介质应当存放在安全场所，防止与服务器同时造成损坏或丢失；数据的保存时限应符合相关规定。

4. 流通过程的管理

（1）采购管理：采购订单应当依据系统建立的质量管理基础数据制定，系统能拒绝无质量管理基础数据支持的任何采购订单的生成。系统对各供货单位的法定资质能够自动审核，拒绝超出经营方式、经营范围的采购行为的发生，采购订单确认后，系统自动生成采购记录。

（2）验收管理：药品到货时，系统应当支持收货人员查询采购订单，对照实物确认相关信息无误后，方可进行质量验收；验收人员按规定进行药品质量验收，对照药品实物在系统采购记录的基础上录入药品的批号、生产日期、有效期、验收合格数量、验收结果等内容后，系统生成验收记录。

（3）储存、养护管理：系统能按照药品的管理类别及储存特性，自动提示相应的储存库区；能依据质量管理基础数据和养护制度，对库存药品按期自动生成养护工作计划，提示养护人员对库存药品进行有序、合理的养护；能对库存药品的有效期进行自动跟踪和控制，具备近效期预警、超有效期自动锁定及停售等功能。

（4）销售、出库和运输管理：企业销售药品应当依据质量管理基础数据及库存记录生成销售订单，系统拒绝无质量管理基础数据或无有效库存数据支持的任何销售订单的生成。能对各购货单位的法定资质实施自动审核，拒绝超出经营方式、经营范围等销售行为的发生；批发企业销售订单确认后，系统自动生成销售记录，并将数据传输至仓储部门提示出库配货（图2-7）及复核。复核员完成复核任务后，系统自动生成出库复核记录。批发企业的系统能对药品运输的在途时间进行自动跟踪，对有运输时限要求的应当提示、警告相关部门及岗位。能按照GSP要求，支持生成药品运输记录。

（5）销后退回及质量有疑问药品的管理：销后退回药品在收货时应当调出原对应的销售出库复核记录；对应的销售出库复核记录与销后退回药品实物信息一致的方可验收，并依据原销售出库复核记录生成销后退回验收记录；退回药品实物与原记录信息不符时，系统应当拒绝药品退回操作；系统不支持对原始销售数据的任何更改。

各岗位发现质量有疑问药品，应按照本岗位的操作权限实施锁定，系统自动通知质量管理人员；被锁定药品应由质量管理人员确认，不属于质量问题的解除锁定，属于不合格药品的由系统生成不合格记录；系统对质量不合格药品的处理过程进行记录，跟踪处理结果。

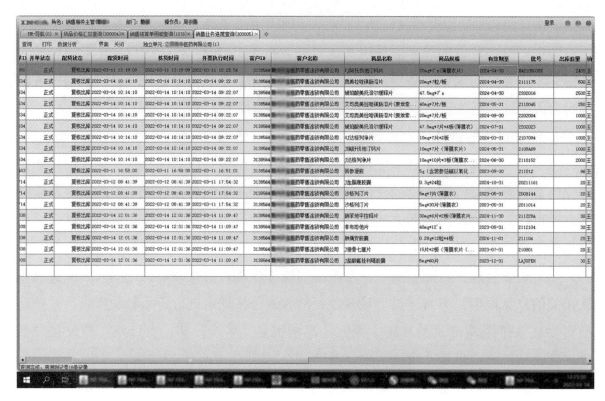

图2-7 登录计算机出库配货界面

二、仓库设备的管理

仓库设备的管理包括设备的购置、保管、使用、保养、维修等内容，要求做到"有条不紊、使用方便、精心养护、检修及时、不丢不损、领退有手续、物质专人管、职责分明、账货相符"。

1. 健全制度 设备操作规程及相关管理规章制度明确，遵守操作规程。相关工作人员持证上岗，操作人员必须做到"四懂四会"，即懂性能、懂结构、懂原理、懂用途；会使用、会检查、会维护保养、会排除故障。因此，要不断对操作人员进行技术培训，严格考核制度，经考核合格后才能持证上岗。

2. 正确使用，定期保养 设备选择合理，要严格按照规定安装、试运转，验收合格才能投入使用，合理确定设备的工时定额，既要充分发挥设备的效能，又要防止设备的过度疲劳和磨损，更不能超负荷使用。管理人员要随时了解设备的运转情况，及时对设备进行清洁、安全、润滑、调整、防腐检查；还要随时了解设备的运转情况，经常擦洗灰尘和油垢；按照规定加注润滑油，紧固松动的部位，确保各种装置不漏水、不漏油、不漏气、不漏电，及时调整和排除故障，确保设备的正常运转。

3. 验证管理　验证是指以书面的形式证明任何操作规程（或方法）、生产工艺或系统能够持续达到预期结果的一系列活动。根据GSP要求，企业应当按照国家有关规定，对计量器具、温湿度监测设备等定期进行校准或者检定；应当对冷库、储运温湿度监测系统及冷藏运输等设施设备进行使用前验证、定期验证及停用时间超过规定时限的验证。使用前验证是指确认设施设备的关键参数及性能符合使用条件的验证，定期验证间隔时间一般不超1年，设备停用超过最大停用时限，重新启用前要重新进行验证。质量管理部门组织验证、校准相关设施设备。

企业应当根据相关验证管理制度，形成验证控制文件，包括验证方案、报告、评价、偏差处理和预防措施等。验证报告应当经过审核和批准，验证文件应当存档。企业应当根据验证确定的参数及条件，正确、合理地使用相关设施设备。

任务 2-3　药品仓库作业管理及消防安全管理

一、药品仓库的作业管理

1. 健全安全操作管理制度　制定科学合理的各种作业安全制度、操作规程和安全责任制度，并通过严格的监督，确保制度得以有效和充分执行。

2. 加强劳动安全防护　劳动安全防护包括直接或间接实行于员工人身的保护措施。加强劳动安全防护的要求：① 尽可能减轻作业负荷；② 遵守作息时间规定，提供合适和足量的劳动防护用品；③ 作业设备、作业场地必须具备适合作业的条件；④ 不进行冒险作业；⑤ 避免带伤病作业；⑥ 须有专人在现场指挥和安全指导。

3. 加强培训，持证上岗　从业人员必须掌握岗位的安全作业技能和规范，并取得作业资格，方可进行作业，且仅能从事其资格证书限定的作业项目操作，不混岗作业。

4. 确保机械、设备安全　机械设备状况良好，适合作业；要有专人进行指挥；保持安全间距；载货移动设备上不得载人运行；移动吊车必须在停放稳定后方可作业。作业时要轻吊稳放，防止撞击、摩擦和振动。电器设备在使用过程中应有可熔保险器和自动开关；电动工具必须有良好的绝缘装置，使用前必须使用保护性接地。

二、消防安全管理

药品仓库的安全包括仓库设施、仓储药品的安全管理和仓库工作人员的人身安全。仓库的不安全因素很多，如火灾、水灾、爆炸、盗窃和破坏等。从其危害程度来看，火灾造成的损失最大。药品仓库火灾是药品仓库的灾难性事故，不仅造成仓储药品的损害，还损毁药品仓库设施，且产生的有毒气体直接危及生命安全。因此，药品仓库安全管理工作的重点是消防安全。

在消防工作中，应贯彻"预防为主，防消结合"的方针，执行《中华人民共和国消防法》和公安部制定的《仓库防火安全管理规则》，做好防火救火相关工作。

🔗 知识链接

火的基本知识

火的产生必须同时具备3个要素：可燃物、助燃物和火源。因此，消除其中的任何一个要素，火灾就可以避免。火源可分为直接火源（明火、电火花、雷电）和间接火源（加热引燃起火和商品自燃起火）。仓库的火灾可分为普通火、油类火、电气火、爆炸性火灾。常用的灭火方法有隔离法、窒息法和冷却法等。

（一）防火措施

1. **制定安全防火工作的各项规章制度和责任制** 根据仓库的实际情况建立消防组织，仓库建设时做好消防规划，配足消防器材，并固定在适当的位置，保证在发生火灾时能及时扑救。

2. **宣传教育** 经常开展防火宣传教育和消防法制教育，经常进行消防知识与消防技术的学习。

3. **火种管理** 严格管理库区明火，火种、火源严禁带入仓库，消灭火灾隐患；严格管理电源，防止线路老化故障。电器做到安装符合要求，用电不超负荷，电器设备应经常检查，危险品库应采用防爆照明灯。

4. **及时清除易燃杂物** 对易燃、易爆的化学危险品要按《危险化学品安全管理条例》进行生产、储存、经营、装卸和使用，不可掉以轻心。

（二）消防设备

常用的消防设备有消火栓、灭火器及灭火沙箱等（图2-8）。

1. **消火栓** 消火栓是装于建筑物内消防供水管道上的阀门装置，与消防水枪、水带配套放置在消火栓箱内。水的灭火作用是冷却和窒息。

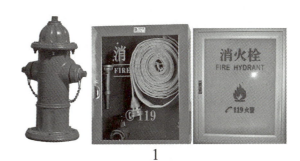

（1）适用范围：适合扑救木材、棉絮类火灾，但不适于油类及电气着火。

（2）使用方法：第一步打开消火栓门，紧急时刻可以打碎玻璃；第二步取出水带，将水带的一端接在消火栓出水口上，另一端接好水枪；第三步将水枪拉到起火点附近；第四步逆时针打开消火栓阀门，用水枪对准火焰喷射。

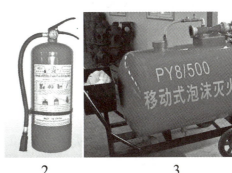

2   3

1. 各种消火栓及消火栓箱；2. 手提式灭火器；3. 移动式泡沫灭火器。

图2-8 各种消防设备

（3）注意事项：在火灾现场断电的情况下才能用水进行扑救；使用水龙带时防止扭转和折弯；至少两人握紧水枪，防止高压水伤人。

2. **灭火器** 根据仓储药品的性质及业务操作情况，应配备各种类型的灭火器，并置于使用便利而明显的地方。

（1）二氧化碳灭火器

1）适用范围：适用于扑救贵重药品、档案资料、仪器仪表、600V以下的电气设备及油类的初起火灾，但不能用于扑救金属钾、钠、镁、铝等物质的火灾。

2）使用方法：第一步取出灭火器提到起火地点；第二步拔出保险销；第三步占据起火点上风5m左右处，一只手握住喇叭筒，另一只手紧握启闭阀的压把；第四步按下压把，对准火焰根部左右扫射。

3）注意事项：因二氧化碳灭火器的填充物为液态二氧化碳，在喷射出二氧化碳气体的过程中带走大量热量，使用时应戴手套防止冻伤；在室内窄小空间使用时，灭火后操作者应迅速离开，以防窒息。

（2）干粉灭火器

1）适用范围：适用扑救可燃气体、电气、油类和木材、棉絮等类型的火灾。

2）使用方法：第一步取出灭火器赶到着火处，将灭火器上下颠倒几次；第二步拔出保险销；第三步占据起火点上风5m左右处，一只手握住软管前端，另一只手紧握启闭阀的压把；第四步按下压把，对准火焰根部左右扫射。

3）注意事项：灭火过程中应始终保持直立状态，**不得横卧或颠倒使用**。

（3）泡沫灭火器：适用于扑救油类、易燃液体的火灾；因含水分，故不能扑救忌水物质和带电物质的火灾。

（4）四氯化碳灭火器：适用于扑灭电气设备和贵重仪器设备的火灾；不能扑救金属钾、钠、镁、铝、乙炔、乙烷、二硫化碳等的火灾。四氯化碳的毒性大，使用者要站在上风口，在室内灭火最好戴上防毒面具，灭火后要及时通风。

（5）1211灭火器：适用于扑救各种油类、可燃气体和电器设备初起的火灾。

3. 灭火沙箱　沙子一般采用细河沙，并配备铁铲、水桶等消防工具置于沙箱旁。沙子适用于盖熄小量易燃液体及不能用水或液体灭火器来救火的物质。

（三）安全灭火

1. 火灾报警　发生重大火灾应在第一时间拨打火警电话，并通知周围的同事、领导、保安；及时切断电源。通过电话（119）向消防队报警时，应叙述下列内容：发生火灾单位的详细地址；起火物质；火势情况；人员被困情况；受威胁物质；报警人的姓名及所用的电话号码。报警后要安排专人到路口迎接消防车。

2. 火灾扑救　火灾扑救时应注意，遇水能分解、燃烧或爆炸的药品，比水轻又不溶于水的易燃液体不宜用水扑救。对于药品仓库发生的小型火灾，最好使用沙土或灭火器等扑救，这样既安全，又可避免因大量用水而影响药品的包装和质量。注意空气流通，防止窒息，以保证消防人员安全。

●···· 项目小结 ····

1. 药品仓库的选址要求主要包括经济因素、自然因素、政策因素。
2. 药品仓库的分类方法较多，有按照仓库的主要业务职能分类、按照仓库的技术设备条件分类、按照仓库的建筑结构分类。
3. 仓库的总平面布局包括药品储存作业区、辅助作业区和行政生活区。药品储存作业区是仓库的主体部分，其布局应符合GSP要求，方便机械设备使用，要利于作业流程的合理安排。
4. 货区平面布局的形式有横列式、纵列式、纵横式、倾斜式。
5. 仓库的硬件设备包括储存设备，搬运装卸设备，分拣设备，养护设备，冷藏、冷冻设备。仓库设备应正确使用，定期保养和验证。

6. 药品仓库的作业管理主要是通过健全安全操作管理制度；加强劳动安全防护；加强培训，持证上岗；确保机械、设备安全。

7. 药品仓库安全管理工作的重点是消防安全。应落实防火措施，通过熟悉火灾报警和正确使用常用灭火设备实现安全灭火。

思考题

一、 填空题

1. 冷库的温度要求为_____，相对湿度要求为_____；常温库的温度要求为_____，相对湿度要求为_____。

2. 药品批发企业应按经营规模设置相应的仓库，其面积大型企业不应低于_____m^2，中型企业不应低于_____m^2，小型企业不应低于_____m^2。

3. 根据GSP的有关要求，库区色标为红色的库区为_____。

二、 简答题

1. 仓库内部应该设哪些功能区？布置中应注意哪些事项？

2. 药品仓库中的设备主要有哪些？各自的主要功能是什么？

3. 在药品仓库选址时，需考虑哪些因素？

三、 案例分析

2018年6月，国家药品监督管理局的执法人员在对某医药有限公司进行飞行检查时发现如下问题：①企业储存药品库房内非药品与药品、外用药与口服药未分开存放；②温湿度监测系统的报警设置不符合有关要求；③保温箱未做定期验证等。该医药有限公司的上述行为严重违反《药品经营质量管理规范》，某省药品监督管理局已依法撤销该企业的《药品经营质量管理规范》认证证书。

请大家通过本项目内容的学习，分析如何在药品仓库的库区布局和仓库设备管理方面进行规范，以杜绝此类问题的发生。

（刘晓东）

实训二　药品批发企业仓库见习

【实训目标】

1. 熟练掌握药品仓库的建筑特点、库区分类及常用的设施设备。

2. 能识别色标分区，能根据标准进行货位编号。

【实训准备】

1. **实训环境**　药品批发企业仓库。提前联系药品批发企业仓储部门负责人，告知见习内容、见习班级和人数。在不影响企业药品仓库正常作业的情况下，由企业安排人员带教。

2. **实训用物**　教材、工作服、自备笔记本和笔。

3. **相关表格**　见习报告、见习评议表（分教师、组长、组员版）。

4. **分组安排**　每班分4组，每组10~15人，指定组长1人。可以根据班级人数及仓库实际情况调整分组情况。确定校企双方的分组带教老师。

【实训内容】

1. 进入企业

（1）由带教老师统一组织学生进入药品批发企业，清点人数，强调注意事项。

（2）介绍本次见习的主要内容。

（3）联系仓储部及各个见习点的带教老师。

2. 确定见习路线

一组：收货验收区域—合格药品储存区—发货区—其他区域。

二组：合格药品储存区—发货区—其他区域—收货验收区域。

三组：发货区—其他区域—收货验收区域—合格药品储存区。

四组：其他区域—收货验收区域—合格药品储存区—发货区。

3. 参观见习　各组跟随带教老师，按照指定路线进入库区参观见习，由企业的带教老师负责讲解。重点注意各个区域的以下内容：

（1）仓库的库区布局及建筑结构：包括药品储存作业区、辅助作业区、行政生活区。药品储存作业区、辅助作业区应当与办公区和生活区分开一定距离或者有隔离措施；按建筑结构分类该药品批发企业属于平房仓库、多层楼房仓库还是高层货架立体仓库。

（2）收货验收区域：收货验收区域在仓库平面布局所处的位置；药品的装卸搬运及装卸搬运所用的设备、使用注意事项等；收货药品存放待验区及待验区的色标；计算机系统管理。

（3）合格药品储存区：观察合格药品储存区的色标；库区的布局形式及特点；存储药品所用的设备、特点；观察药品上架、堆垛的作业；观察药品货垛间距及与地面、墙、房梁、散热器等的间距；观察温湿度自动调控设备的测点终端位置；各种养护设备的使用；观察药品货位编号；计算机系统管理。

（4）发货区：观察发货区的色标；各种拣选设备的使用；消防设备的配备及使用；计算机系统管理。

（5）其他区域：冷藏、冷冻药品库房及设施；零货分装区的色标；不合格区的色标。

4. 每组参观结束，各组的带教老师总结参观见习情况，带教老师完成组内各学生实训评议表，组长完成组员实训评议表。

5. 各班参观结束，在规定的地方集合，班长清点人数，安全返校。

6. 按要求完成见习报告。

见习报告

专业：_____ 班级：_____ 学号：_____ 姓名：_____

见习报告题目	
见习单位	
见习时间	
见习目的	
见习单位简介	
见习内容	
见习过程 （不少于300字）	
见习总结及体会 （不少于500字）	
教师评价	

【实训评价】

满分100分，分带教老师评议（40%）、组长评议（30%）和学生自评（30%）三部分。

实训评议表

编号	检查项目	评分标准	分值	得分
1		按要求着装，规范整洁	5	
2	准备阶段	遵守各项见习纪律	5	
3		理论知识准备充分	5	
4		明确参观内容及本小组路线	5	
5		了解仓库的建筑结构特点和意义	10	
6		熟悉库区布局，明确不同区域的主要功能	10	
7	见习阶段	掌握库区色标管理，能够识别不同色标的区域	10	
8		熟悉货位编号方法	10	
9		熟悉常用的药品仓储设施设备	10	
10		了解仓储作业的基本流程	10	
11		参观过程态度端正，无嬉戏打闹等现象	5	
12	总结阶段	专心听讲，认真做好笔记	5	
13		能回答带教老师的提问	5	
14		按要求及时完成见习报告	5	
合计得分				

【注意事项】

1. 各班见习前分好小组，复习相关理论知识，做好见习准备；出发前各组长清点小组人数；途中注意交通安全。

2. 进入库区要尊重和听从带教老师指挥，认真听讲，做好笔记，做到眼看、手勿碰，有问题先记录后提问。不得自行脱离小组、打闹、大声喧哗和拍照，组长负责监督。每到达或离开一个见习区域时，组长负责清点并报告组员人数。

3. 进入库区参观时要认真严谨，注意安全及避让来往车辆，不影响企业的正常作业秩序。

4. 参观结束后，向带教老师致谢，点清人数后安全返校。

（刘晓东）

药品进销存作业流程

项目三
药品收货验收

项目三
数字内容

学习目标

知识目标：

- 掌握药品收货流程及检查内容、药品收货记录的填写要求。
- 掌握药品验收流程、检查项目及方法，药品验收记录的填写要求。
- 熟悉药品收货的类型、收货异常情况及处理要求。
- 了解冷链药品的相关知识。

能力目标：

- 能按要求完成收货操作。
- 能对收货异常情况进行判断并处理。
- 能按检查要求完成药品验收的各项操作。
- 会正确处理药品验收中存在的异常问题。

素质目标：

- 具有操守廉洁和诚实守信的职业道德准则和行为规范。
- 具有严谨认真、做事细心的工作态度。
- 具有合规的法律意识和良好的沟通合作意识。

情境导入

情境描述：

2018年12月，某地药监部门在例行检查中发现某药品企业**不能提供所经营的苯磺酸氨氯地平片、硝苯地平控释片、复方丹参滴丸等9种药品**，功劳叶等6种中药饮片的**进货票据及随货同行单**，无法说明多批次药品的合法来源，涉嫌从非法渠道购进；该药店药品与非药品混放；不能提供中药饮片的养护记录；未定期清斗、无清斗记录等。该企业涉嫌严重违反《中华人民共和国药品管理法》《中华人民共和国药品管理法实施条例》《药品经营质量管理规范》的相关规定，所在区市场监督管理局依法收回其《药品经营质量管理规范》认证证书，对不能说明合法来源的药品全部收缴，立案调查，依法处理。

学前导语：

　　药品收货活动是药品经营企业控制入库药品质量的第一关。由于药品种类繁多、剂型多样、产地各异、性质复杂，且易受外界条件影响，管理不规范很容易引起药品质量问题。收货人员必须具有**法律意识**，依法依规行事，严谨认真，做事细心。随货同行单是药品货源的证明文件，收货员收货过程中必须认真核查，无随货同行单或者随货同行单样式、印章及内容不符合要求的不能收货。

　　药品收货与验收是药品经营过程中的两个独立的工作任务。收货即接收药品，对相关资料进行审核，保证采购药品的正确性及渠道的合法性；验收是依照相关标准对到货的药品进行抽样开箱检查的过程。药品收货与验收的目的是保证入库药品数量准确、质量完好，杜绝不合格药品入库。

任务 3-1　药品收货

　　药品收货是对到货药品的实物与相关票据进行检查和核对的过程，包括票据核对、票据与实物核对、运输方式和运输条件的检查等。目的是保证购进药品的名称、规格、数量、供货商、运输方式等信息准确，做到**票、账、货相符**，把好药品收货关。

　　根据收货药品的来源，可以分为采购到货药品收货和销后退回药品收货两种；根据药品管理要求的不同，分为一般药品收货、冷链药品收货、特殊管理药品收货等。收货药品的来源不同，管理要求不同，收货的具体操作也不同。

一、一般药品收货

（一）一般药品收货流程

根据GSP要求，一般药品收货流程包括运输工具的检查、票据的核对、到货检查、通知验收等环节（图3-1）。

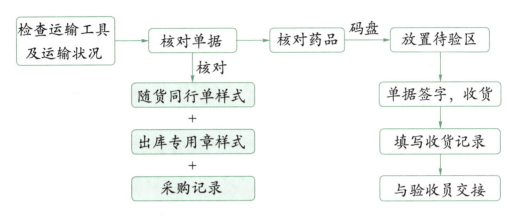

图3-1 一般药品收货流程

药品到货后，收货员应按以下步骤进行操作。

1. **检查运输工具和运输状况** 运输药品应当使用封闭式货物运输工具，一般指符合国家运输管理有关规定（《中华人民共和国道路运输管理条例》）的厢式货车、集装箱货车、普通封闭式货车（面包车）等。收货员收货时要对运输工具及运输状况进行检查。

（1）检查运输工具：药品到货时，收货员应检查运输工具是否密闭、洁净，如发现运输工具内有雨淋、腐蚀、污染等可能影响药品质量的现象，应当通知采购部门并报质量管理部门处理。

（2）检查运输时限：收货员根据运输单据所载明的启运日期，检查是否符合协议约定的在途时限，对不符合约定时限的，应当报质量管理部门处理。供货方委托运输药品的，企业采购部门要提前向供货单位索要委托的承运方式、承运单位、启运时间等信息，并将上述情况提前通知收货员；收货员在药品到货后，要对上述内容逐一核对，不一致的应当通知采购部门并报质量管理部门处理。

2. **核对票据** 随货同行资料中应该有随货同行单（票）、药品检验报告书、增值税发票等，收货员要核对随货同行单并根据随货同行单进行药品实物核对。

（1）核对随货同行单（票）式样及印章印模式样：收货员检查是否有随货同行单（票）（见图3-2，彩图3-2）；随货同行单（票）是否加盖供货单位药品出库专用章原印章，随货同行单（票）及加盖的供货单位药品出库专用章原印章是否与首营企业档案中留存的相关式样一致（见图3-3，彩图3-3）。

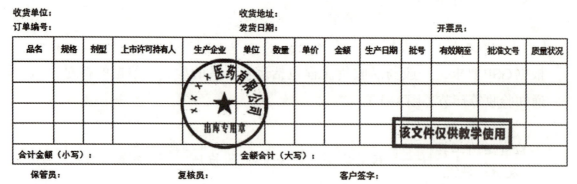

图3-2　随货同行单及出库专用章纸质备案式样

××××医药有限公司印章样式

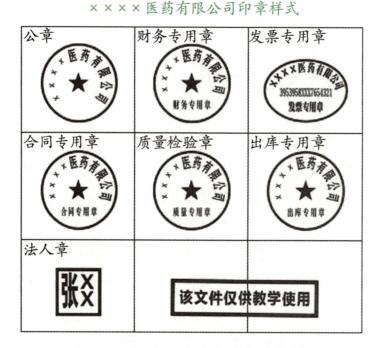

图3-3　计算机系统备案印章式样

> **知识链接**

随货同行单(票)

"随货同行单（票）"是药品货源的证明文件，必须随货物同行，在运输过程中必须保证票货相符。目前不同的企业开具"随货同行单（票）"的方法不一，有的单独开具，有的与销售票据做成"一单多联"的格式。单独开具的其名称应为"随货同行单（票）"。"一单多联"的，其中"一联"的名称应为"随货同行单（票）"，如名称无法设置，则必须在票面的显著位置印刷或盖印"随货同行单（票）"字样。这两种票据的样式均应事先提供给购货方备案。

（2）核对采购记录：如何确定来货为本公司药品，需要查询计算机系统中的采购记录（表3-1）与随货同行单（表3-2），进行对比。核对内容包括供货单位、上市许可持有人、生产厂家、药品通用名称、剂型、规格、数量、收货单位。

表3-1　××××医药公司药品采购记录

序号	购货日期	供货单位	通用名称	商品名称	剂型	规格	上市持有人	生产厂家	批准文号	数量	单位	单价	金额	采购人	采购审核	备注

表3-2　××××医药公司随货同行单（销售清单）

客户名称：

送货单位：　　　　　　　　　No.　　　　　　　开票日期：

序号	品名	剂型	规格	单位	数量	产地	单价	金额	生产日期 生产批号 有效期至	批准文号	备注

本页金额小计：　　　　　　　　　以上药品质量情况：　　　　合格

金额合计（大写）：　　　　　　　金额合计（小写）：

备注：本批药品验收合格，若有异议，数量不符等原因要求退货请在10个工作日内与本公司联系。

单据说明：（白色：存根联　红色：签收联　粉色：仓库联　绿色：发票联　蓝色：随货同行联）

制单人：　　　发货人：　　　复核人：　　　送货人：　　　签收人：

3. 检查药品外包装与核对药品实物

（1）检查药品外包装：收货员拆除药品的运输防护包装，检查药品外包装是否完好，是否有破损、污染、标识不清等情况。

（2）核对药品实物：收货员依据随货同行单（票）逐批核对药品实物，核对内容包括药品通用名称、剂型、规格、批号、数量、上市许可持有人、生产厂商等。

4. 码放药品，置待验区

收货员对符合收货要求的药品，按品种、批号进行托盘堆码，注意药箱不得倒置，并将标签信息全部朝外，便于验收、入库上架、出库下架时对药品信息的识别。堆码完成后，按品种特性，如药品温湿度特性、储存分区管理、特殊管理药品等要求将托盘转移至符合药品储存条件的待验区内，或者设置"待验"状态标志，转移过程中注意轻拿轻放。

> ◎ 证书考点
>
> 1+X 药品购销职业技能等级证书要求：收货人员对符合收货要求的药品，能按品种特性要求放于相应的待验区域。

5. 单据签字，收货

确认收货后，收货员在随货同行单（票）上或客户确认单上签字，并盖"收货专用章"，交给供货单位或委托运输单位送货人员（见图3-4，彩图3-4）。

××××医药有限公司随货同行单

收货单位：××医药有限公司　　　收货地址：××省××市花园路236号

订单编号：DZ21121800926　　　发货日期：2021-12-19　　　开票员：邹大凯

品名	规格	剂型	上市许可持有人	生产企业	单位	数量	单价	金额	生产日期	批号	有效期至	批准文号	质量状况
复方茶苯胶囊	0.3g*36粒	胶囊	××药业有限公司	××药业有限公司	盒	100	24.83	2483.00	2021-07-26	210726	230630	国药准字Z20123092	合格
牛磺酸颗粒	0.4g*12包	颗粒剂	××制药股份有限公司	××制药股份有限公司	盒	60	15.60	936.00	2021-05-28	210502	2023-11-27	国药准字H8999060	合格
合计金额（小写）：3419.00					金额合计（大写）：叁仟肆佰壹拾玖元整								
保管员：张国凡		复核员：王沛				客户签字：李华怡							

图3-4　收货签收单据

6. 填写收货记录

收货员对照随货同行单（票）、采购记录核对到货药品，并在计算机软件上录入到货信息，系统自动生成收货记录（表3-3）。

表3-3 ××××医药公司药品收货记录

编号：

序号	收货日期	供货单位	通用名称	商品名称	剂型	规格	单位	上市持有人	生产厂商	批准文号	到货数量	收货数量	生产批号	生产日期	有效期至	收货员	备注

7. **与验收员交接** 收货员将随货同行单（票）、检验报告书等相关证明文件转交给验收人员。

（二）收货异常情况的处理

1. 运输工具不是厢式货车，而有雨淋、腐蚀、污染等可能影响产品质量的现象的，通知采购部门并报质量管理部门处理。

2. 来货无随货同行单（票）或无采购记录的应当拒收。

3. 对于随货同行单式样与备案式样不一致、随货同行单未加盖供货方出库专用章原印章，或者加盖的印章与备案印章式样不一致的，联系采购部门人员，由采购部门人员通知供货方。

4. 随货同行单（票）记载的供货单位、生产厂商、药品通用名称、剂型、规格、批号、数量、收货单位、收货地址、发货日期等内容与采购记录及本企业的实际情况不符的，通知采购部门处理。

5. 对于随货同行单（票）与采购记录、药品实物数量不符的，由采购部门与供货单位确认后，并按照采购制度调整采购数量后，方可收货。

6. 供货单位对随货同行单（票）与采购记录、药品实物不相符的内容不予确认的，到货药品应当拒收，通知采购部门，存在异常情况的，报质量管理部门处理。

7. 拆除药品的运输防护包装，检查药品外包装是否完好，对出现破损、污染、标识不清等情况的药品应当拒收。

二、冷链药品收货

（一）冷链药品相关概念

1. **冷链**　是指为了保持药品、食品等产品的品质，从生产到消费过程中，始终使其处于恒定的低温状态的一系列整体冷藏解决方案、专门的物流网络和供应链体系。

2. **药品冷链物流**　是指药品生产企业、经营企业、物流企业和使用单位采用专门的设施，使冷藏药品从生产企业成品库到使用单位药品库的温度始终控制在规定范围内的物流过程。

3. **冷链药品**　是指对药品贮藏、运输有冷藏、冷冻等温度要求的药品。冷链药品是具有高风险的药品，如医院使用量较大的血液制品、各种胰岛素等，要求对其全过程冷链储存，就是不间断地保持低温、恒温状态，使冷链药品在出厂、转运、交接期间的物流过程及在使用单位符合规定的冷藏要求而不"断链"。运输情况应具有可追溯性，保证冷藏、冷冻药品的运输符合温度要求，避免因温度超标影响药品质量。运输冷藏、冷冻药品的冷藏车及车载冷藏箱、保温箱应当符合药品运输过程中对温度控制的要求。

> 🔗 **知识链接**
>
> ### 冷链药品的分类及特点
>
> 　　冷链药品根据药品温控条件的不同，可大致分成4个类型：第一类是一般冷链药品，严格来讲，就是冷藏链药品，温度要求为2~8℃，包括生物制品、体外诊断试剂、部分抗生素制剂等；第二类是冷却链药品，温度要求为8~15℃，如注射用水溶性维生素等；第三类是冷冻链药品，温度要求为−20℃，如脊髓灰质炎减毒活疫苗等；第四类为深度冷冻链药品，温度要求为−70℃，这些药品基本上是冷链药品的原液，如注射用曲妥珠单抗是2~8℃的储存状态，但它的原液储存在−70℃的环境中。
>
> 　　冷链药品主要有以下几个特点：①多数为生物制剂，性质不稳定，其生物

活性非常容易受外界环境影响；②冷链药品对制造、包装过程的要求非常严格；③冷链药品的检测周期相对较长，基本上都是3~6个月的检测周期，而这个检测周期涵盖在有效期之内；④对日常仓储及运输过程的温度要求更高，经销商一定要有符合要求的冷藏、冷冻设备，以及有一套完整的冷链供应系统才能承担冷链药品的运输。

（二）冷链药品收货流程

对于冷链药品，要求药品生产企业、经营企业、物流企业和使用单位都要采用专用设施，使药品从生产企业成品库到使用单位药品库的温度始终控制在规定范围内。因此，对于药品仓库，当冷链药品到货时，除按照一般药品要求进行收货初验外，还应当对其运输方式及运输过程的温度记录、运输时间等质量控制状况进行重点检查并记录，不符合温度要求的应当拒收。冷链药品收货流程如图3-5所示。

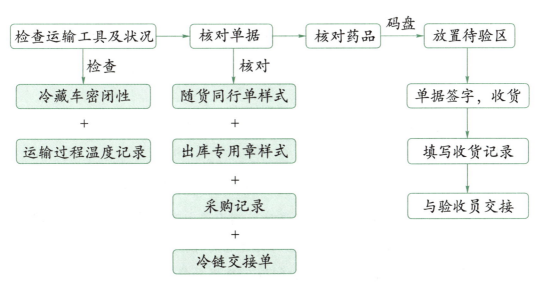

图3-5　冷链药品收货流程

（三）冷链药品收货检查项目

1. 检查运输方式、运输工具和温度

（1）冷藏车的检查：冷链药品到货时，首先核实运输工具是否符合要求。运输冷藏、冷冻药品应使用密闭的冷藏车，冷藏车应具有自动调控温度、显示温度、存储和读取温度监测数据的功能。同时为了防止冷藏车途中出现故障，建议采取相应的预防措施，可以采用两台制冷机，其中一台连接汽车发电机，正常情况下带动进行制冷；另一台制冷机单独配置发电机，如出现异常情况可直接启动此备

用制冷机工作。

（2）冷藏箱的检查：在使用冷藏车统一配送的情况下，对于冷链线路未延伸到的偏远地区或者需要急送的冷链药品，或者小批量的药品可以采用保温箱配送，但必须保证冷链运输设备符合要求。冷藏箱及保温箱具有外部显示和采集箱体内温度数据的功能。

（3）核查运输过程的温控记录：冷藏、冷冻药品到货时，供货方需要现场提供运输过程的温度记录和冷链运输交接单。收货员应当查验冷藏车、车载冷藏箱或保温箱的温度状况，现场使用相应的仪器（如红外测温仪）监测到货药品的温度，检查冷藏车的车载温度计显示的温度状况是否符合规定，并做好记录。通过核实启运时间及发货地点，检查药品运输途中的实时温度记录和到货时的温度记录，实时温度记录应覆盖运输的整个过程，不允许有脱节或者空白时间，两次记录间隔不超过5分钟。对未采用规定的冷藏设备运输或温度不符合要求的，应当拒收，同时对药品进行控制管理，做好记录并报质量管理部门处理。

对于不能现场提供运输过程温度记录的（无法打印或导出），应暂时将药品移至符合温度要求的待验区，允许供应商返回后通过监测系统导出温度记录并加盖质量管理专用章后，收货员核实温度的启运和到达时间及温度记录的真实性后方可入库。

🔗 知识链接 ··

保障实时温度记录的措施

冷藏车内配备GPRS定位系统及温度监测设备，可实时采集、显示、记录、传送运输过程中的温度数据，并能远程及就地实时报警，可通过计算机读取和存储所记录的监测数据，实现就地打印温度数据功能。保温箱的温度数据做到实时记录上传，并做到每5分钟记录1次和实时打印。

2. 检查随货票据 冷链药品到货时，除随货同行单（票）外，还应提供"冷链药品运输交接单"。除按一般药品收货的单据核对要求以外，还应重点检查"冷链药品运输交接单"上记载的启运时间、启运温度、车牌号码等信息，做好实时温度记录，并签字确认（图3-6）。有多个交接环节的，每个交接环节都要签收交接单。计算机系统控制必须填写收货时间、运输方式、到货温度等冷链信息后，方可完成收货。

××××药业有限公司冷链货品交接单

发货工厂编码：		发货工厂地址：			
客户名称：		存储标志：			
货主名称：		业务员：		单据类型：	

货号 ID	品名/规格/产地	单位	数量	批号	有效期至

温控措施：保温箱（ ）、冷藏车（ ）、冷藏箱（ ）	启运时间 年 月 日 时 分	启运温度：	发货人：
车辆1车牌号： 配送员：	到货时间 年 月 日 时 分	到货温度：	收货人：
温控措施：保温箱（ ）、冷藏车（ ）、冷藏箱（ ）	启运时间 年 月 日 时 分	启运温度：	发货人：
车辆2车牌号： 配送员：	到货时间 年 月 日 时 分	到货温度：	收货人：
温控措施：保温箱（ ）、冷藏车（ ）、冷藏箱（ ）	启运时间 年 月 日 时 分	启运温度：	发货人：
车辆3车牌号： 配送员：	到货时间 年 月 日 时 分	到货温度：	收货人：

图3-6 冷链药品运输交接单

3. 检查核对药品实物 核对项目及内容与一般药品相同。

案例分析

案例：

某医药企业购进一批注射用尿激酶，仓库收货人员小刘在进行收货时发现，运输过程中的温度控制超过10℃。于是，小刘记录后，将该批药品放置于冷库，进行明显标识后，报质量管理部门进一步核查处理。

分析：

1. 注射用尿激酶属于冷藏药品，应避光、密闭，在10℃以下保存。

2. 冷藏药品的运输过程"不符合温度要求的应当拒收"。

3. 所谓"拒收"不是将所到的药品拒之门外，是指不得办理入库手续，不得擅自退回供货方或由承运方自行处理；收货人员应予以记录，将药品放置于符合温度要求的场所，并明显标识，报质量管理部门进一步核查处理。

（四）收货缓冲区的要求

冷藏、冷冻药品收货必须在与药品贮藏温度要求相同的库区内进行，收货区应设置冷藏库或阴凉处，不得置于阳光直射或其他可能会提升周围环境温度的位置。如在其他温度条件下收货的应有明确的时间规定。冷藏药品从收货转移到待验区的时间不宜过长。

冷链药品到货时应有专用缓冲区可直接与冷藏车门对门进行卸货工作，缓冲区一定要提前预冷到指定温度，冷藏车到达后会准确停靠，车尾紧挨缓冲区的入口，随即打开车后门，药品迅速转移至缓冲区，卸货完成后立即转移至冷库内，保证冷链全程不断链。没有门对门卸货平台的企业，应采用保温车或者保温箱进行药品收货的转移工作。

（五）冷链药品收货过程中的常见问题

冷链药品是具有高风险的药品，但企业在冷链药品收货过程中常会出现温度超标等问题，具体处理措施如下。

1. 运输方式、运输单位不符的，需将药品暂存在冷库中，通知采购部并报质量管理部处理。

2. 对于空运的冷链药品，允许空运的时间段无温度记录，但是从机场到公司的运输温度记录必须齐全并符合要求。

3. 运输过程中温度发生超标情况的上报质量管理部处理。

4. 现场打印热敏纸数据保存时间较短的可复印存档；数据量较大的，留存电子数据。

三、销后退回药品收货

销后退回药品是指已经正式出库，并有完整的销售记录，因为各种原因销售后退回的药品。销后退回药品由于经过流通环节的周转，其质量已经脱离本企业质量体系的监控，在外部运输储存环节中面临巨大的质量风险，因此企业对销后退回药品应重点控制，按照规定的程序进行管理，保证退货环节药品的质量和安全，防止假劣药进入流通领域。

销后退回药品应按照以下流程进行处理（图3-7）。

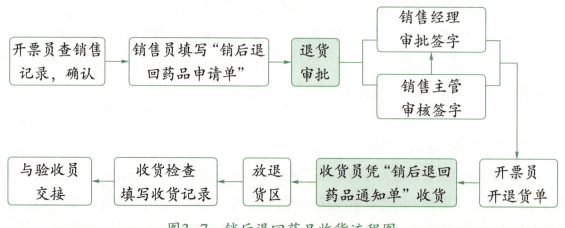

图3-7　销后退回药品收货流程图

1. 销后退回药品首先应由销售部门进行查询，确认为本企业销出的药品后，如符合企业制度所规定的退货条件，销售部门填写"销后退回药品申请单"，向授权批准人提出申请，授权批准人批准后通知仓储部门收货。

2. 仓库收货人员凭销售部门开具的退货凭证，经对退货药品进行核对无误后，收货并通知验收员验收。

3. 对销后退回的冷藏、冷冻药品，根据退货方提供的温度控制说明文件和售出期间温度控制的相关数据，确认符合规定条件的，方可收货；对于不能提供文件、数据，或温度控制不符合规定的，给予拒收，做好记录并报质量管理部门处理。

4. 退货药品应指定专人负责保管，并建立销后退回药品台账（表3-4），其内容应包括该批退回药品的基本情况及退货原因、处理结果等内容。

表3-4　××医药公司销后退回药品台账

编号：

返回日期	品名规格	单位	数量	批号	有效期至	生产企业	质量状况	退货原因	处理结果	经办人

四、特殊管理药品收货

特殊管理药品包括麻醉药品、精神药品、医疗用毒性药品和放射性药品。特殊管理药品收货除按一般药品收货流程操作外，还应注意做到如下要求。

1. 特殊管理药品需在特殊管理药品规定的区域内双人完成收货工作。委托运输的麻醉药品和第一类精神药品到货时，收货员应向承运单位索取其所在省、自治区、直辖市药品监督管理部门发放的"麻醉药品、第一类精神药品运输证明"副本，检查运输证明的有效期，该证明的有效期为1年，不跨年度；并在收货后的1个月内将运输证明副本交还发货单位。

2. 麻醉药品和第一类精神药品到货时，收货员应与承运单位双方共同对货物进行现场检查，现场交接药品及资料。

3. 收货员在检查运输工具和运输状况时，应符合"道路运输麻醉药品和第一类精神药品必须采用封闭式车辆，有专人押运，中途不应停车过夜"的规定。

4. 特殊管理药品要有专门的收货记录（表3-5）。

表3-5　××医药公司特殊管理药品收货记录表

收货记录编号：

序号	收货日期	供货单位	通用名称	商品名称	剂型	规格	单位	生产厂商	批准文号	到货数量	收货数量	生产批号	生产日期	有效期至	收货员1	收货员2

备注	麻醉药品、第一类精神药品：□是　□否	专人押运：□有　□无
	麻醉药品、第一类精神药品运输证明：□是　□否	启运时间：
	承运公司：	到达时间：

5. 对符合收货要求的特殊管理药品，收货员应将其转移至特殊管理药品专库的待验区，通知验收员验收。

任务 3-2　药品验收

药品验收是指验收人员依据《中华人民共和国药典》标准、相关法律法规和有关规定及企业验收标准对采购药品的质量状况进行检查的过程，包括查验药品检验报告、抽样、查验药品质量状况、记录等。验收员应按照药品验收程序，严格对到货药品的外观性状、内外包装、标识及相关证明文件等进行检查，确保购进药品质量符合相关标准，有效防止假劣药入库。

一、药品验收流程

药品验收由质量管理部门的专职验收人员负责。药品验收应依据《中华人民共和国药典》及合同规定的质量条款进行，《中华人民共和国药典》未收载的品种可按局颁标准及各省、自治区、直辖市所制定的标准执行，严格执行《药品管理法》《药品经营质量管理规范》及相关法律法规。药品验收的一般流程包括单据及药品实物核对、相关证明文件检查、抽样、验收检查、填写验收记录和入库交接等环节。对销后退回药品，等同于购进药品的验收，验收人员凭"销后退回药品通知单"执行严格的验收程序，按照"销后退回药品的管理程序"逐批验收，对质量有疑问的药品，必要时应抽样送检。药品验收程序如下（图3-8）。

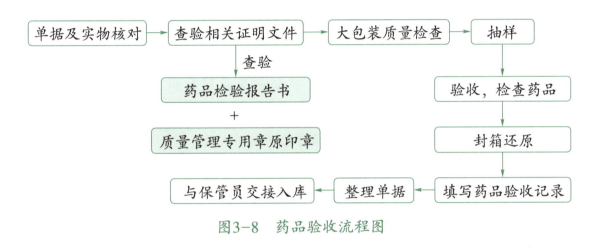

图3-8　药品验收流程图

二、药品验收内容

验收员接到"请验通知"，接过收货员交接的随货同行单和同批号药品检验报告书后，到待验区按照药品质量验收规程，在规定的时间内对已收货药品进行验收。

（一）单据及药品实物核对

1. 单据核对　验收员应对照收货员转交的供货单位随货同行单及计算机系统的收货记录，再次进行核对。

2. 药品实物核对　首先清点大件数量，然后根据随货同行单逐一核对品名、规格、数量、生产批号、有效期至、生产企业、批准文号等。

（二）相关证明文件检查

验收药品应当按照批号逐批查验药品的合格证明文件，对于相关证明文件不全或内容与到货药品不符的，不得入库，并交质量管理部门处理。

1. 查验同批号的药品检验报告书。药品检验报告书是药品检验部门对外出具的对某一药品检验结果的正式凭证。药品检验报告书需加盖供货单位药品检验专用章或质量管理专用章原印章。

从生产企业采购药品的，应查验检验报告书原件；从批发企业采购药品的，检验报告书可以为PDF等图片格式的电子文件，应当由质量管理人员负责电子格式检验报告书的收集、确认并传递至验收岗位，确保验收人员在验收时能够在计算机中进行核对。

知识链接

药品检验报告书的收集和保存

药品检验报告书是对药品质量作出的技术鉴定，是具有法律效力的技术文件。它直接影响药品监督部门对药品生产企业、药品经营企业的药品事故的分析、定性和行政处理的决定，关系到企业的利益和声誉，甚至影响其生存。

药品检验报告书是药品验收时必须查验的证明文件。对于检验报告书的传递和保存，企业可以根据实际情况决定收集电子版还是纸质的。采用电子数据形式，必须保证其合法性和有效性。可以从以下几个方面保证：一是上游客户将检验报告原件盖章后扫描，用PDF等图片格式保存，不可更改；二是要求上游客户指定专人用专用的传递方式进行传递或指定专门的网站供客户下载；三是如果是用电子数据形式传递，应在质量保证协议中明确规定双方在这个问题上的质量责任；四是在主管部门或专业部门网站上下载。需要说明的是，特殊管理药品的检验报告不宜用电子数据形式传递。

药品监督管理部门及其设置的药品检验机构或其确定的药品检验机构对本企业的药品进行质量追踪或质量抽验，所下发的药品检验报告书由质量部负责登记存档。

2. 验收实施批签发管理的生物制品时，需有加盖供货单位药品检验专用章或质量管理专用章原印章的"生物制品批签发合格证"复印件。

3. 验收进口药品时，需有加盖供货单位质量管理专用章原印章的相关证明文件。

（1）"进口药品注册证"或"医药产品注册证"（2019年12月1日以后注册的为"药品注册证书"）。

（2）进口麻醉药品、精神药品及蛋白同化制剂、肽类激素需有"进口准许证"。

（3）进口药材需有"进口药材批件"。

（4）"进口药品检验报告书"或注明"已抽样"字样的"进口药品通关单"。

（5）进口国家规定的实行批签发管理的生物制品，有批签发证明文件和"进口药品检验报告书"。

4. 验收特殊管理药品须符合国家相关规定。

（1）麻醉药品、第一类精神药品、医疗用毒性药品、药品类易制毒化学品应指定专人负责，必须货到即验，至少双人开箱验收，双人签字，并建立专门的验收记录。验收专册的记录内容应包括日期、凭证号、品名、剂型、规格、单位、数量、批号、有效期、生产单位、供货单位、质量情况、验收结论、验收和复核人员签字等。

（2）麻醉药品和第一类精神药品到货时，应向承运单位索取"麻醉药品、第一类精神药品运输证明"副本，并在收货后的1个月内交还。运输证明的有效期为1年（不跨年度）。铁路运输的，应使用集装箱或铁路行李车；公路、水路运输的，应有专人押运。

5. 验收首营品种应有生产企业提供的该批药品的出厂质量检验合格报告书，并在验收记录的备注栏注明。

（三）大包装质量检查

药品大包装应牢实、无破损、无变形、无污染、封口完好。

（四）抽样

1. 抽样要求　验收员应当按照验收规定，对每次到货药品进行逐批抽样验收，抽取的样品应当具有代表性。同一批号的药品应当至少检查一个最小包装，但生产企业有特殊质量控制要求或者打开最小包装可能影响药品质量的，可不打开最小包装；破损、污染、渗液、封条损坏等包装异常及零货、拼箱的，应当开箱检查至最小包装。

2. 抽样原则和方法

（1）同一批号的整件药品按照堆码情况随机抽样；非整件药品逐箱检查。

（2）抽样数量：整件数量在2件及2件以下的，要全部抽样检查；整件数量在2件以上至50件以下（包括50件）的，至少抽样检查3件；整件数量在50件以上的，每增加50件，至少增加抽样检查1件，不足50件的按50件计（表3-6）。销后退回药品的抽样数量加倍。

表3-6 抽样数量

整件数量（N）/件	抽样数量/件
$N \leq 2$	全抽
$50 \geq N > 2$	3
$N > 50$，每增加50（不足50按50计）	在3的基础上加1

（3）对抽取的整件药品应当开箱抽样检查；外包装及封签完整的原料药、实施批签发管理的生物制品可不开箱检查。

（4）从每整件的上、中、下不同位置随机抽样检查至最小包装；每整件药品中至少抽取3个最小包装；封口不牢、标签污损、有明显重量差异或外观异常等情况的，应当加倍抽样检查。

（5）对整件药品存在破损、污染、渗液、封条损坏等包装异常及零货、拼箱的，应当开箱检查至最小包装。

（6）到货的非整件药品要逐箱检查，对同一批号的药品，至少随机抽取一个最小包装进行检查。

（7）特殊管理药品应当按照相关规定在专库或者专区内，清点验收到最小包装。

案例分析

案例：

某医药公司购进一批某制药有限公司生产的六味地黄丸（浓缩丸）80件，其中60件产品的批号为21040061，另外20件产品的批号为21020035，验收员抽样时对批号为21040061的药品随机抽取4件，对批号为21020035的药品随机抽取3件。

分析：

验收抽样要具有代表性，同一批号的药品按堆码情况随机抽样检查，不同批号的药品要分开抽样。该公司购进的六味地黄丸为2个批号，所以应当分别抽样。根据抽样原则，整件数量在2件以上至50件以下的至少抽样检查3件，批号为21020035的药品20件，所以应该至少抽样3件；整件数量在50件以上的每增加50件，至少增加抽样检查1件，不足50件的按50件计，批号为21040061药品60件，所以至少应该抽样4件。

（五）检查内容

为确保购进药品的质量，把好药品入库质量关，验收人员应当对抽样药品的外观包装、标签、说明书等逐一进行检查、核对，出现问题的，报质量管理部门处理。

1. 药品包装的检查

（1）检查药品的外包装、中包装、最小包装等，核对相关包装信息、式样。

（2）检查运输储存包装的封条有无损坏，包装上是否清晰注明药品通用名称、规格、生产厂商、生产批号、生产日期、有效期至、批准文号、贮藏、包装规格、储运图示标志等及特殊管理药品、外用药品、非处方药的标识等标记，整件药品要有合格证。

（3）检查最小包装的封口是否严密、牢固，有无破损、污染或渗液，包装及标签印字是否清晰，标签粘贴是否牢固。

包装箱及中包装内袋的检查要点如下（表3-7、表3-8）。

表3-7　包装箱的检查要点

编号	检查内容	检查要点
1	箱面	表面平整，表面光泽亮暗程度，有无涂膜、涂胶或压膜
2	印刷	（1）内容：注意药品名称、规格、产品批号、批准文号、注册商标、有效期至、药品生产企业名称等是否正确，中药材包装上还必须注明品名、产地、日期、调出单位，并附有合格标志 （2）颜色：深浅、浓淡、均匀程度 （3）印刷工艺及油墨：字面应光滑无裂纹，字体边缘无毛边，不易掉色、粉化，套色清晰；注意字体凹凸程度如何、是否使用烫金等特殊工艺 （4）特殊标志：储运图示标志、特殊药品图示标志、条形码、追溯码等图形、数字、颜色 （5）字体字形及图形：属合格字体、大小程度、是否经艺术化处理、商标图形及字形等图形印刷状况
3	产品批号及效期	印据字体类型、大小，边缘清晰程度，数字组成应符合常规，产品批号标示期应不超过现在日期，有效期标示方法正确
4	材质	看材料类别、层数及规格；看厚度、重量及硬度；看纤维粗细程度
5	箱体规格	几何形状及尺寸应符合标示值或有关标准
6	箱体组装形式	钉制还是粘贴，注意钉及粘贴的材质及特征
7	贴件	运输贴件、抽样贴件、合格标志贴件等

表3-8　中包装内袋的检查要点

编号	检查内容	检查要点
1	材质	常用塑料膜、复合塑料膜及纸，注意其厚度、透明度及色泽
2	形状	几何形状应规则一致
3	印刷	内容正确；符号正确；颜色深浅一致、浓淡均匀；字迹不易刮除
4	制作	封口严密，切边平整；是否真空包装、防潮包装、防伪包装

（4）中药饮片的包装或容器与药品的性质相适应并符合药品质量要求。中药饮片的整件包装上有品名、产地、生产日期、生产企业等，并附有质量合格的标志。实施批准文号管理的中药饮片，还需注明批准文号。

（5）进口药品的包装以中文注明药品通用名称、主要成分及注册证号等。

（6）销后退回药品要逐批检查验收，并开箱抽样检查；整件包装完好的要按照规定的抽样原则加倍抽样检查，无完好外包装的每件要抽样检查至最小包装，经验收合格后方可入库销售，有质量疑义的药品报告质量管理部门，不合格药品按不合格药品的相关规定处理。

🔍 案例分析

案例：

李女士在某药店购买2盒安神补脑液，几天后返回药店说买重了要求退货。经店长了解情况后同意给予处理。结果做退货验收时发现李女士拿来的药品外包装上的批号与售出药品的批号相同，但小包装上的批号与外包装不一致。原来里边的药品根本不是从本店购买的。

分析：

销后退回药品无完好外包装的，一定要抽样检查至最小包装。

2. 药品标签的检查　药品标签是指药品包装上印有或者贴有的内容，分为内标签和外标签。药品内标签指直接接触药品包装的标签，外标签指内标签以外的其他包装的标签。

（1）标签内容：药品外标签应当注明药品通用名称、成分、性状、适应证或者功能主治、规格、用法用量、不良反应、禁忌、注意事项、贮藏、生产日期、产品批号、有效期、批准文号、生产企业等内容。适应证或者功能主治、用法用量、不良反应、禁忌、注意事项不能全部注明的，应当标出主要内容并注明"详见说明书"字样。

药品内标签应当包含药品通用名称、适应证或者功能主治、规格、用法用量、生产日期、产品批号、有效期、生产企业等内容。对注射剂瓶、滴眼剂瓶等因包装尺寸过小而无法全部标明上述内容的，至少应当标注药品通用名称、规格、产品批号、有效期等内容。中药蜜丸蜡壳至少注明药品通用名称。

中药饮片的标签需注明品名、包装规格、产地、生产企业、产品批号、生产日期；实施批准文号管理的中药饮片，还需注明批准文号。

进口药品的标签以中文注明药品通用名称、主要成分及注册证号等。

 课堂问答

为什么有的药品标签标注"适应证"，而有的标注"功能主治"？

（2）药品的各级包装标签是否一致。

（3）标签所示的品名、规格与实物是否相符。

（4）标签印字是否清晰，粘贴是否端正、牢固、整洁；生产日期、有效期等事项是否显著标注，容易辨识。

3. 药品说明书的检查　药品说明书是载明药品的重要信息的法定文件，是选用药品的法定指南。供上市销售的最小包装必须附有药品说明书。

（1）化学药品与生物制品说明书内容：药品名称（通用名称、商品名称、英文名称、汉语拼音）、成分［活性成分的化学名称、分子式、分子量、化学结构式（复方制剂可列出其组分名称）］、性状、适应证、规格、用法用量、不良反应、禁忌、注意事项、孕妇及哺乳期妇女用药、儿童用药、老年用药、药物相互作用、药物过量、临床试验、药理毒理、药代动力学、贮藏、包装、有效期、执行标准、批准文号、药品上市许可持有人、生产企业（企业名称、生产地址、邮政编码、电话和传真）。

（2）中成药说明书内容：药品名称（通用名称、汉语拼音）、成分、性状、功能主治、规格、用法用量、不良反应、禁忌、注意事项、药物相互作用、贮藏、包装、有效期、执行标准、批准文号、说明书修订日期、生产企业（企业名称、生产地址、邮政编码、电话和传真）。

（3）进口药品应有中文说明书。

（4）说明书与标签内容应当一致。

4. 药品包装标识、警示语的检查　特殊管理药品、外用药品的包装、标签及说明书上均应当有规定的标识和警示说明；处方药和非处方药的标签和说明书上有相应的警示语或忠告语；非处方药的包装有国家规定的专有标识。

为加强特殊药品的管理，避免出现与其他药品混放和丢失，特殊管理药品应当在专库或者专区内验收。按照相关规定，要求双人验收、货到即验。验收时除核对品名、规格、生产企业等一般验收项目外，还要核对其包装的标签或说明书上是否印有规定的标识和警示说明。验收时要求双人开箱验收，并清点到最小包装。

5. 药品外观性状的检查　药品的性状包括形态、颜色、气味、味感等，是药品外观质量检查的重要内容。验收员应在不破坏药品内包装的前提下检查药品的性状是否符合要求，注射液还要做澄明度检查并记录。

不同剂型的药品的检查内容有所不同，常用剂型的重点检查内容如下。

（1）片剂：形状一致，色泽均匀，外观光洁，无毛糙起孔现象；无裂片、松片；无附着的细粉、颗粒；无杂质、无污垢。包衣片的包衣颜色均一，厚度均匀，无色斑，表面光洁，刮去包衣后，片芯的颜色分布均匀，无杂质。片剂的硬度适中，无磨损、粉化、碎片及过硬现象，其气味、味感正常，符合该药物的特异性物理性状。

（2）胶囊剂：胶囊剂的外形应整洁，大小一致，颜色均匀，无色斑、变色现象，胶囊壳无脆化，壳内无杂质。无黏结、变形、渗漏或囊壳破裂等现象，胶囊结合状况良好，并应无异臭。软胶囊无破裂、漏油、瘪粒现象。

（3）注射剂：注射剂应包装严密，溶液型注射液的药液澄明度好（无白点、白块、玻璃、纤维、黑点），色泽均匀，无变色、沉淀、浑浊、结晶、霉变等现象。注射用无菌粉末应无变色、粘连、结块等现象。

（4）颗粒剂：无潮解、结块、霉变、生虫等。

（5）糖浆剂：无霉变、酸败、浑浊、大量沉淀、变色，无杂质异物，无异臭、异味等。

（6）丸剂：外形圆整光滑，大小、色泽一致，无虫蛀、霉变、粘连、色斑、皱皮等现象。

（7）散剂：干燥、疏松，色泽一致，粉末气、味无异常，无吸潮、结块、霉变、变质等现象。

（8）栓剂、膜剂：栓剂无失水干化、变脆、变色或吸潮、受热变形、粘连、熔化、酸败、腐败现象；膜剂无受潮、霉变、变质等现象。

（9）眼用制剂、鼻用制剂、耳用制剂：无浑浊、沉淀、变色、颗粒等现象。

（10）煎膏剂：检查均匀度、细腻度，无霉变，无异臭、酸败、干缩、变色、油层析出等变质现象。

检查结束后，应当将检查后完好的样品放回原包装箱，加封并在抽样的整件包装上标明抽验标志，对已经检查验收的药品，应当及时调整药品质量状态标识或移入相应的库区。

（六）填写药品验收记录

验收员对采购药品或者销后退回药品进行实物验收后，登录计算机系统确认后由计算机系统自动生成药品验收记录；验收记录签名应为验收人员通过计算机操作密码登录操作后的电子签名；计算机系统中的验收记录应符合GSP规定的项目要求及相关附录要求。

验收记录的内容应该包括药品通用名称、剂型、规格、批准文号、批号、生产日期、有效期至、生产厂商、供货单位、到货数量、到货日期、验收合格数量、验收结果等内容（表3-9）。验收人员应当在验收记录上签署姓名和验收日期。

表3-9 ××医药公司购进药品验收记录

编号：

序号	验收日期	通用名称	商品名称	剂型	规格	数量	批准文号	产品批号	有效期至	生产企业	供货企业	质量状况	验收合格数量	验收结论	验收员	备注

销后退回药品要有专门的验收记录，记录应当包括退货单位，退回日期、通用名称、规格、批准文号、批号、生产厂商、有效期至、数量、验收日期、退货原因、验收结果和验收人员。

填写验收记录是验收员验收药品的一项基础性工作。验收记录必须内容真实、项目齐全、结论明确，有利于药品的核查和追溯。在验收记录填写过程中容易出现以下问题，应加以避免。

1. 验收记录虚假或不完整。

2. 验收不合格的药品处理不当，记录不清晰。

3. 药品通用名称简写或以商品名代替通用名。

4. 批准文号填写不准确。

5. 生产批号填写不完整、不准确。

6. 生产厂家名称使用缩略语，或错写漏写、错字漏字。

7. 无验收员签字或签名不规范，只签姓氏不写名。

（七）入库交接

验收结束后，验收人员应当在计算机系统上对验收情况进行确认，对验收合格的药品，应当由验收人员与仓储部门办理入库交接手续，验收员将药品与药品验收入库通知单（表3-10）交仓库保管员，仓库保管员核实药物并签字，按照计算机系统的提示，将验收合格的药品从待验区域转到符合要求的合格药品储存区域，在计算机系统确认后，系统自动生成库存记录。

表3-10　××医药公司药品验收入库通知单

编号：

序号	通用名称	商品名称	剂型	规格	批号	有效期至	数量	生产企业	供货单位	到货日期	验收日期	备注

制单人：　　　　　　验收人：　　　　　　保管员：

三、直调药品验收

药品直调是指药品经营企业将已采购的药品不入本企业仓库，直接从供货单位发送到购货单位的一种购销方式。药品直调可以避免由于业务环节、地理位置等原因造成的不合理物流运输，有其合理性的一面；但由于药品直调票货分离的特有方式，使其容易成为"挂靠""走票"等违法行为的保护伞，因此必须强化直调药品验收，防止出现药品经营质量管理断链现象。

药品直调应符合的条件为发生灾情、疫情、突发事件或者临床紧急救治等特殊情况或其他符合国家有关规定的情形。

直调药品可委托购货单位进行药品验收，购货单位应当严格按照要求验收药品，药品验收需要具备以下4个条件：

1. 企业应当与购货单位签订委托验收协议，明确质量责任和义务。

2. 购货单位应当指定专门验收人员负责直调药品验收工作，购货单位验收员与委托协议指定验收员确保一致性。

3. 购货单位应当在计算机系统中建立专门的直调药品验收记录，直调药品验收记录应具备真实性、完整性和传递的及时性。

4. 购货单位在验收当日应当将验收记录的相关信息传递给直调企业。直调药品验收记录包含如下内容（表3–11）。

表3–11　××医药公司直调药品验收记录

编号：

序号	验收日期	到货日期	通用名称	商品名称	生产企业	供货企业	剂型	规格	批准文号	产品批号	有效期至	到货数量	单位	验收合格数量	验收结论	购货单位	验收人

委托验收协议：□有　□无　　　　　直调单位：

验收记录传递时间：　　　　　　　　直调单位联系人：

四、验收不合格药品的处理

（一）验收不合格的情况

药品验收不合格的情况常见以下几种：

1. 药品包装、标签、说明书的内容不符合药品监督管理部门批准的。

2. 药品的相关合格证明文件不全或内容与到货药品不符，如随货同行单的书面凭证与到货实物不符的、整件包装中无出厂检验合格证的、同批号药品无检验报告书等。

3. 包装的封条损坏，最小包装的封口不严，有破损、污染或渗液，包装及标签印字不清晰，标签粘贴不牢固。

4. 药品的外观性状不符合要求。

5. 随货同行单中的数量与实物数量不一致。

（二）不合格药品的处理

对验收不合格或验收过程中有质量疑问的药品，验收员应填写"药品质量复查通知单"（表3-12），报质量管理部进行复查。经质量管理部门确认合格的，封箱复原药品，由验收人员与仓储部门办理入库交接手续；经质量管理部门确认不合格的，封箱复原药品，填写"质量验收拒收报告单"（表3-13）。对于不合格的药品，应当尽快处理，查明原因，分清责任。

表3-12　××医药公司药品质量复查通知单

编号：

品名		规格		生产企业	
产品批号		数量		存放位置	
购进日期		有效期至		供货单位	
复查原因： 　　　　　　　　　　　验收员、质量员：　　　　　　　　　年　　月　　日					
质量复查结论 　　　　　　　　　质量部门：　　　　　　　　　年　　月　　日					

表3-13 ××医药公司质量验收拒收报告单

编号：

药品名称		药品通用名称				
规格		剂型		生产厂家		
供货单位		GMP证书编号		GMP证书有效期		
数量		含税单价		含税金额		
产品批号		批次码		生产日期		
有效期至		检验报告号				
拒收理由（包括内在、外观质量及包装等）						
		验收人员（签章）		年	月	日
业务部门意见						
		业务部负责人（签章）		年	月	日
质量管理部门意见						
		质管部负责人（签章）		年	月	日

1. 药品包装、标签、说明书等内容不符合药品监督管理部门批准的，将药品移入不合格药品区，不能退货，需上报药品监督管理部门进行处理。

2. 药品的相关合格证明文件不全或内容与到货药品不符；包装的封条损坏，最小包装的封口不严，有破损、污染或渗液，包装及标签印字不清晰，标签粘贴不牢固；药品的外观性状不符合要求等情况属于供货方的质量违约责任，将药品移入退货区，办理拒收退货手续。

3. 随货同行单中的数量与到货实物数量不一致的，通知采购人员协调，可暂放待验区，待采购人员联系供应商后处理。

1. 一般药品收货流程包括运输工具及运输状况检查，票据核对，药品核对置待验区，收货签字，填写收货记录后与验收员交接。
2. 冷链药品收货除按一般药品收货要求外，要重点检查运输途中的温控状况、冷链交接单，收货置冷库待验区。
3. 销后退回药品收货需凭销售部门开具的退货凭证，按照公司规定进行收货操作。
4. 特殊管理药品收货除按一般药品收货流程操作外，还需符合国家相关法律法规要求，在规定区域内双人完成收货工作，建立专门的收货记录。
5. 药品验收要依据《中华人民共和国药典》等相关标准进行，对照随货同行单对药品实物进行核对，查验相关证明文件，按照规定进行抽样，对抽样药品进行检查，填写验收记录与保管员交接入库。直调药品可以可委托购货单位进行药品验收；验收不合格的药品报质量管理部门复查。

● ····· 思考题

一、 填空题

1. 药品到货时，收货人员应当核实运输方式是否符合要求，并对照_____和_____核对药品，做到_____、_____、_____相符。
2. 收货人员对符合收货要求的药品，按品种特性要求放于相应的_____区域，或者设置_____色_____状态标志，通知验收。

二、 简答题

1. 简述一般药品的收货流程及注意事项。
2. 简述冷链药品的收货流程。
3. 简述药品验收的内容。

三、 案例分析

背景资料：某医药公司购进一批普通药品，收货员按要求完成收货操作。

任务要求：

1.　核对单据。

（1）查看随货同行单样式是否与备案样式一致。

（2）查看出库专用章样式与备案样式是否一致。

（3）查看采购记录，看是否是本公司购进药品。

2.　对照随货同行单核对药品实物。

（1）A品种数量不对，如何处理？

（2）B品种规格不对，如何处理？

3.　将药品堆码后，挑选正确的区域色标贴放在对应的药品上。

（宫淑秋　李炳臻）

实训三　一般药品收货

【实训目标】

1. 掌握一般药品收货的工作流程和注意事项。

2. 能熟练进行一般购进药品的收货操作。

3. 会处理收货过程中遇到的问题。

4. 具有法律意识、团队合作意识和良好的沟通意识。

【实训准备】

1. 实训环境　模拟药品库房，划分为常温库区、阴凉库区（可将货架两侧分别设定为常温库和阴凉库）；模拟区域，将货架的不同层分别设定为待验区、合格品区、不合格品区、退货区等，每个区分别悬挂或者放置对应色标的标牌。

2. 实训用物　货架、托盘、操作台及计算机（已安装GSP药品经营虚拟仿真实训系统、医药商品进销存管理系统）、手推车（可用超市购物车代替）；库区标牌：黄色的待验区、绿色的合格品区、红色的不合格区、黄色的退货区；药品周转箱，模拟用药品模型每组8~10种；收货章、印泥、文件夹、胸牌等。

3. 实训单据　打印的随货同行单（一式两联）及空白随货同行单、收货记录

（表3-3）、备案的随货同行单式样、印章式样等。

4. 分组安排　20人一大组，5人一小组，收货演练过程中分别扮演供货方运输员、公司采购员、收货员、质量管理人员及验收员。

【实训内容】

1. 登录GSP药品经营虚拟仿真实训系统，完成一般购进药品的虚拟仿真收货训练。

2. 药品收货操作

（1）任务分工

1）教师提前按货架分组、编号。将一组药品及对应的随货同行资料置于周转箱中，每张随货同行单设置1~2个有问题的项目。

2）每组的质量管理人员负责领取库区标牌，并悬挂或者摆放于货架的相应位置。

3）每组的验收员负责领取实验用空白单据、纸质备案材料、文件夹、胸牌等。

4）每组的供货方运输员到模拟库房入口处抽签，领取本组实训用药品1组及相应的随货同行资料袋，装车，运至本组对应的库区。

（2）收货操作

1）供货方运输员将药品运输至对应的库区，与收货员交接。

2）运输工具及运输状态检查：如有腐蚀、污染等可能影响药品质量的现象，及时联系采购部门并报质量管理部门做进一步处理。

3）查票据

①看有无：看有无随货同行单，随货同行单上是否加盖供货单位出库专用章原印章。

②看样式：收货员将随货同行单与备案的随货同行单式样进行比对，并比对出库专用章，不一致的应当拒收，通知采购部门处理。

③看内容：看随货同行单的内容与到货通知单及本企业的实际情况是否一致，如有不一致，应当拒收，并通知采购部门处理。

4）实物核对：依据随货同行单核对药品实物及到货通知单，如有内容不符的情况，联系采购部门与供货方核实处理。

①大包装检查：药品外包装完好，无破损、污染、标识不清等情况。

②数量点收。

5）码盘置待验区：收货员将符合收货要求的药品按品种、批号进行堆码，按品种特性如药品的温湿度特性、储存分区管理等要求将药品移至符合药品储存条件的待验区。

6）签字收货：收货员在随货同行单上签字，并盖"收货专用章"，交给供货方运输员。

7）填写收货记录：填写纸质收货单据。

8）与验收员交接：收货员填写请验单，将随货同行单（票）、检验报告书等相关证明文件转交给验收员。

9）清场。

【实训评价】

满分100分，以小组为单位进行评议。

编号	检查项目	评分标准	分值	得分
1	仪表仪态	按要求着装，规范整洁，佩戴胸牌，精神饱满	5	
2	运输员与收货员交接	药品运输、搬运符合药品装卸要求	5	
3	虚拟仿真实训	完成一般药品收货操作	5	
4	运输工具检查	正确检查运输工具及运输状况	5	
5		随货同行单与备案式样比对	5	
6	票据查验	随货同行单上的药品出库专用章比对	5	
7		随货同行单内容核对	5	
8	实物核对	大包装检查	5	
9		数量点收	5	
10		按要求码盘置待验区	5	
11	收货	按药品储存要求置于相应的待验区	10	
12		按规定签字收货，盖收货专用章	5	
13		填写收货记录	10	
14	与验收员交接	交接材料齐全	5	
15		组内分工明确，操作有序，库区标牌摆放正确	5	
16	分工及态度	工作结束，认真清洁、整理工作现场	5	
17		工作态度严谨、认真负责，法规意识、团队合作意识强，各个环节沟通良好	10	
合计得分				

【注意事项】

1. 小组成员分工明确，一人操作时，其他成员观看，操作不当及时提醒。时间允许可以互换角色演练。

2. 找出随货同行单存在的问题，在备用空白随货同行单上重新填写相关药品信息，用于收货操作。

（宫淑秋）

实训四　冷链药品、销后退回药品收货

【实训目标】

1. 掌握冷链药品收货的工作流程和注意事项。

2. 能熟练进行冷链药品的收货操作及问题处理。

3. 熟悉销后退回药品收货流程和操作。

4. 具有法律意识、团队合作意识和良好的沟通意识。

【实训准备】

1. **实训环境**　模拟药品库房，划分为常温库区、冷库（可将货架两侧分别设定为常温库和冷库）；模拟区域，将货架的不同层分别设定为待验区、合格品区、不合格品区、退货区等，每个区分别悬挂或者放置对应色标的标牌。

2. **实训用物**　货架、托盘、操作台及计算机（已安装GSP药品经营虚拟仿真实训系统、医药商品进销存管理系统）、手推车（可用超市购物车代替）；库区标牌：黄色的待验区、绿色的合格品区、红色的不合格区、黄色的退货区；冷藏箱，模拟用冷链药品模型每组3~5种；收货专用章、印泥、文件夹、胸牌等。

3. **实训单据**　纸质随货同行单（一式两联）及空白随货同行单、系统备案的随货同行单式样、印章式样、冷链交接单、冷链药品收货记录等。

4. **分组安排**　20人一大组，5人一小组，收货演练过程中轮流扮演供货方运输员、公司采购员、收货员、质量管理人员及验收员。

【实训内容】

1. 登录GSP药品经营虚拟仿真实训系统，分别完成冷链药品收货、销后退回药

品收货的虚拟仿真训练。

2. 冷链药品收货操作

（1）任务分工

1）教师提前启动冷藏箱降温，按货架分组、编号。将药品及对应的随货同行资料，分别置于冷藏箱及车上，每张随货同行单设置1~2个有问题的项目。

2）每组的质量管理人员负责领取库区标牌，并悬挂或者摆放于货架的相应位置。

3）每组的验收员负责领取实验用空白单据、纸质备案材料、文件夹、胸牌等。

4）每组的供货方运输员到模拟库房入口处抽签，领取装有冷链药品的冷藏箱及相应的随货同行资料袋，装车，运至本组对应的库区。

（2）收货操作

1）票据查验

①看客户名称：是否为本企业。

②看随货同行单：项目是否完整齐全、清晰可辨。随货同行单应有供货单位、药品通用名称、生产厂商、剂型、规格、批号、数量、收货单位、收货地址、发货日期等内容。

③看印章：是否盖有供货单位药品出库专用章原印章，如单据不合格，不得收货并通知采购部门处理。

2）运输工具和运输状况检查

①看车厢是否密闭。

②看冷链交接单：项目是否齐全，记录温度及在途时限是否符合要求。

③看到货温度是否符合要求，现场打印自动监测温度记录，收货员现场验证，保存冷链交接单和温度记录。

3）票据核对

①式样核对：随货同行单及出库专用章与系统备案式样核对。

②与到货通知核对：收货员从计算机系统中调出采购部的到货通知，在调出的采购记录中找到与来货对应的单据。

③将随货同行单与到货通知单进行核对：供应商、品名、规格、数量。

④核对内容一致的收货，不一致的拒收，可暂放冷库待处理区。

4）核对检查药品

①对照随货同行单核对药品的品名、规格、生产企业、数量、批号、有效期至。近效期药品应拒收，与随货同行单内容不一致的应拒收。

②检查药品外包装有无破损。

5）签字收货：随货同行单和冷链交接单签字确认收货并盖收货专用章。供货方一联，收货员一联。

　　6）登录系统，填写收货记录。

　　7）与验收员交接：收货员填写请验单，并将已签字的随货同行单、冷链交接单、药品检验报告书一起交给验收员。

【实训评价】

满分100分，以小组为单位进行评议。

编号	检查项目	评分标准	分值	得分
1	仪表仪态	按要求着装，规范整洁，佩戴胸牌，精神饱满	5	
2	虚拟仿真实训	完成冷链药品收货	10	
3		完成销后退回药品收货	5	
4	运输员与收货员交接	药品运输、搬运符合药品装卸要求	5	
5	票据查验	看客户名称、看随货同行单、看印章	5	
6	运输工具和运输状况检查	正确检查运输工具及运输状况	5	
7		检查冷链交接单、核对温度	5	
8	票据核对	随货同行单、印章与备案式样核对	5	
9		与到货通知单核对	5	
10		随货同行单内容核对	5	
11	核对检查药品	内容核对	5	
12		包装检查	5	
13	签字收货盖章	按规定签字收货，盖收货专用章	5	
14	填写收货记录	登录系统，填写收货记录	5	
15	与验收员交接	交接材料齐全	5	
16	分工及态度	组内分工明确，操作有序，库区标牌摆放正确	5	
17		工作结束，认真清洁、整理工作现场	5	
18		工作态度严谨、认真负责，法规意识、团队合作意识强，各个环节沟通良好	10	
		合计得分		

【注意事项】

1. 小组成员分工明确，一人操作时，其他成员观看，操作不当及时提醒。时间允许可以互换角色演练。

2. 找出随货同行单存在的问题，在备用空白随货同行单上重新填写相关药品信息，用于收货操作。

（宫淑秋）

实训五　购进药品的验收

【实训目标】

1. 掌握药品验收的工作流程和检查项目。

2. 能熟练进行药品验收操作和单据填写。

3. 会处理验收过程中遇到的问题。

4. 具有法律意识、团队合作意识和良好的沟通意识。

【实训准备】

1. 实训环境　模拟药品库房常温库。将各小组对应的货架的不同层分别设定合格品区、不合格品区、退货区等，将货架旁边的托盘设为待验区，每个区分别悬挂或者放置对应色标的标牌。

2. 实训用物　货架、托盘、操作台及计算机（已安装GSP药品经营虚拟仿真实训系统、医药商品进销存管理系统）；库区标牌：黄色的待验区、绿色的合格品区、红色的不合格区、黄色的退货区；药品周转箱，模拟药品模型每组3~5种；文件夹、胸牌等。

3. 实训单据　来货药品请验单、随货同行单、药品检验报告书（与备用的实验药品同批号）、药品验收记录、药品拒收通知单、药品质量问题报告单等。

4. 分组安排　20人一大组，5人一小组，验收演练过程中轮流扮演验收员、质量管理人员、收货员、保管员等。

【实训内容】

1. 登录GSP药品经营虚拟仿真实训系统，完成购进药品验收的虚拟仿真训练。

2. 药品验收操作

（1）核对单据与药品实物：验收员对照随货同行单、收货记录再次核对药品实物，核对内容包括品名、规格、批号、有效期至、数量、生产企业等，并检查随货同行单是否加盖供货单位出库专用章原印章。

（2）查验合格证明文件：验收员按批号逐批查验药品合格证明文件是否齐全，是否符合要求。对于相关证明文件不全或内容与到货药品不符的，不得入库，报质量管理部门处理。

对于一般购进药品，需要查验药品检验报告书，看药品检验报告书上的批号与实货药品是否一致。从批发企业购进的药品，药品检验报告书应为加盖供货生产企业质量检验专用章原印章的检验报告书原件或复印件；从批发企业购进的药品，检验报告书为复印件，但需加盖供货批发企业质量管理专用章原印章。印章应与备案印章一致。

（3）抽取样品：对到货药品要逐品种、逐批次按规定抽样。

1）抽样数量：整件数量在2件及2件以下的，全抽；整件数量在2件以上至50件以下的，至少抽样检查3件；整件数量在50件以上的，每增加50件，至少加抽1件，不足50件的，按50件计。

2）抽样位置：抽取的整件药品需开箱检查，从每件的上、中、下不同位置随机抽取3个最小包装进行检查。存在封口不严、标签污损等异常情况的，应加倍抽样检查。

3）对整件药品存在破损、污染、渗液、封条损坏等包装异常的，要开箱检查到最小包装。

（4）检查抽取的样品：验收员对抽样药品的外观、包装、标签、说明书等逐一检查、核对，确认是否符合标准。

（5）填写验收记录：验收员对照药品实物在验收记录表中（或者计算机系统）填写药品的批号、生产日期、有效期至、到货数量、验收合格数量、验收结果等内容，填写完成（或者系统自动生成）验收记录。

（6）验收完毕药品的处置：验收员对验收完毕的药品及时调整质量状态标识。计算机系统录入药品验收信息后确认，系统根据药品管理类别，自动分配仓位，保管员根据系统提示，完成入库上架作业。

（7）资料整理，装订，存档。

（8）清场。

【实训评价】

满分100分，以小组为单位进行评议。

编号	检查项目	评分标准	分值	得分
1	仪表仪态	按要求着装，规范整洁，佩戴胸牌，精神饱满	5	
2	收货员与验收员交接	交接材料齐全，沟通表达良好	5	
3	虚拟仿真实训	完成药品验收操作	10	
4	核对单据与实物	核对项目齐全，核对内容正确	5	
5	查验合格证明文件	看药品检验报告书	5	
6		看检验报告书是否加盖供货单位药品质量管理专用章原印章，并与备案印章比对	10	
7	抽取样品	抽样数量正确	5	
8		抽样位置正确	5	
9		问题处理正确	5	
10	检查抽样药品	外观检查、包装检查	5	
11		标签检查、说明书检查	10	
12	填写验收记录	验收记录填写正确、项目齐全	5	
13	资料整理归档	将验收资料整理后归档	5	
14	分工及态度	组内分工明确，操作有序，库区标牌摆放正确	5	
15		工作结束，认真清洁、整理工作现场	5	
16		工作态度严谨、认真负责，法规意识、团队合作意识强，各个环节沟通良好	10	
		合计得分		

【注意事项】

1. 小组成员分工明确，一人操作时，其他成员观看，操作不当及时提醒。时间允许可以互换角色演练。

2. 找出药品检验报告书存在的问题，更换正确的药品检验报告书，用于验收操作。

（宫淑秋）

项目四
药品储存管理

学习目标

知识目标：

- 掌握药品储存的原则，分类储存的方法、流程及要求。
- 掌握货位管理，堆码方法、堆码距离和堆码的注意事项。
- 熟悉药品入库流程，药品在库储存管理，特殊管理药品储存及药品盘点方法。
- 了解药品盘点结果分析及报损报溢处理。

能力目标：

- 能按要求完成入库操作。
- 能对入库异常情况进行判断并处理。
- 能够进行库房药品的堆垛及应用。
- 能够正确处理药品储存中存在的异常问题。
- 能按要求完成特殊管理药品储存的各项操作。

素质目标：

- 具有操守廉洁和诚实守信的职业道德。
- 具有严谨认真、耐心细心的工作态度，践行工匠精神、劳模精神。
- 具有合规的法律意识和良好的沟通合作意识。

🔖 情境导入

情境描述：

　　小王药剂专业毕业后，应聘到某药品经营企业仓储部从事药库保管员工作。某天，公司接到一项紧急任务，需要迅速组织采购调运一批药品、物资，全力保障全市的需求。小王和老员工一起加班加点，将库房重新进行规划、移库，留出一定区域专门存放相关物资，严格按照药品贮藏要求储存相关药品，并将75%的乙醇、含氯消毒剂分库存放，设置专门的警示牌，并配备专门的消防设施。每天认真检查其储存条件，保障供应，并做到账货相符，并未因任务紧急、储存时间短而放低要求。小王这种严谨认真的工作态度受到公司上下的一致好评。

学前导语：

作为新时代青年，应该不惧风雨、勇于担当，将工匠精神融入工作的每一个环节。作为药品经营企业仓库保管员，必须做好各类医药产品的储存工作，保证在库药品质量稳定，供应及时，储存安全，账、货、卡相符。本项目将带领大家通过药品储存知识的学习，掌握专业知识，提高操作技能，为更好地胜任岗位工作奠定基础。

任务 4-1　药品储存

一、药品入库

药品入库是指按照新版GSP要求，企业应当按照规定的程序和要求对到货药品逐批进行收货、验收完毕后，将验收合格的药品放置于相应的合格药品库（区）并登记；不合格药品不得入库，并交由质量管理部门处理。

药品入库工作流程（图4-1）：验收员将药品与药品验收入库通知单交给仓库保管员，仓库保管员核对单据、办理交接手续—仓库保管员核实药品并签字—仓库保管员按货位将药品存放于相应的合格药品库（区），注明药品存入的库房、货位并记账—若有不合格药品，进行相应处理。

1. **核对单据、办理交接手续**　保管员根据验收员签字的"药品验收入库通知单"（表3-10）及随货同行单，核对药品名称、规格、数量、批号、有效期至等内容，在核对无误后，签收入库单，办理入库交接手续。

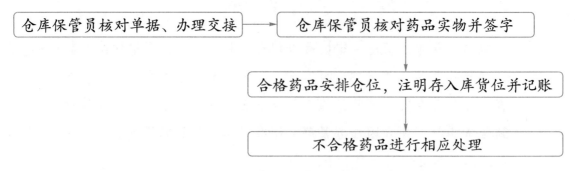

图4-1 药品入库工作流程

2. 核对药品实物 仓库保管员根据药品验收入库通知单核对药品实物。若有不符，视情况确定处理措施。如数量不符，及时提请纠正；如有质量异常、包装不牢或破损、标志模糊等与验收结论不一致的情况，保管员应填写"药品复检单"，请验收员复检，并将复检药品继续存放在待验区。

3. 按要求安排仓位 保管员按储存要求安排仓位，将合格药品存放在满足储存要求的合格品区，并在计算机系统上进行确认，由计算机系统自动生成库存记录，库存记录不得修改。

4. 不合格药品的处理 在验收后，经质量管理部门确认的不合格药品移至不合格品区。保管员按照质量管理部门开具的"药品拒收通知单"上的意见存放药品，并确认对不合格药品的临时保管责任。计算机系统锁定不合格药品。

二、药品分类储存

（一）药品储存的原则和基本要求

1. 药品储存的原则 药品储存是指药品在仓库中进行囤积储备，是通过仓库对药品进行储存和保管即药品仓储的一项常规工作。做好药品储存工作对保证药品质量，合理利用仓库空间，提高工作效率有重要作用。药品储存应实施"药品分类储存"的原则，确保药品在库储存期间的质量的同时，也为药品养护工作的开展打下良好的基础。

2. 药品储存的基本要求

（1）一般药品都应按照《中华人民共和国药典》"贮藏"项下规定的条件进行储存与保管，亦可根据药品的性质、包装、出入库规律及仓库的具体条件等因地制宜进行，从而保证药品质量良好、数量准确、储存安全。

（2）应按药品的性质、剂型并结合仓库的实际情况，采取"分区分类，货位编码"的方法科学管理。

（3）药品的堆码存放应符合药品保管的要求。

（4）实行药品保管责任制度，建立药品保管账和药品卡，正确记载药品的进、销、存动态，经常检查，定期盘点，保证账、货、卡相符。

（5）药品储存期间应当采用计算机系统对库存药品的有效期进行自动跟踪和控制，采取近效期预警及超过有效期自动锁定等措施，防止过期药品销售。

（6）储存药品应当按照要求采取避光、遮光、通风、防潮、防虫、防鼠等措施。

（7）加强防护安全措施，确保仓库、药品和人身安全。

（二）药品分类储存的方法

药品分类储存是为保证合理利用仓库空间，提高工作效率和仓库的经济效益，避免药品之间的相互影响，保证药品质量，根据药品的质量特性，将仓库的作业区划分成相对独立的药品储存作业区，不同区域用于储存某类特定药品。

1. **分区** 根据仓库建筑和设备条件，按药品类别、储存数量将仓库面积划分为若干货区，每一货区存放药品相对固定；留出机动货区可应对特殊情况。每种药品都有统一编号的仓位。

2. **分类** 按药品的性质、储存要求、管理要求、用途及性状等将药品划分为若干类，分类集中存放（图4-2）。

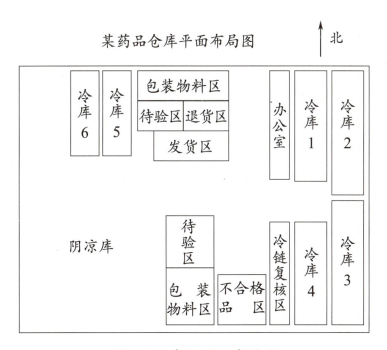

图4-2　库区平面布局图

（三）药品分类储存的工作流程

1. **药品分类储存的工作流程**　接收药品—合格药品—分类储存—安排药品储存货

位—登录计算机，自动生成库存—根据编码，搬运和堆码—药品在库管理—药品阶段性在库管理（图4-3）。

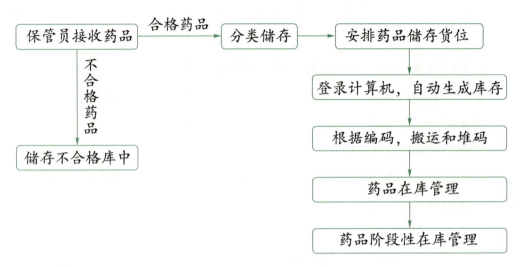

图4-3 药品分类储存的工作流程图

2. 不合格药品的储存 不合格药品储存在不合格库中。

（四）药品分类储存的要求

1. 药品与非药品分开存放 药品不得与非药品混放，必须储存在药品储存区域，并设置明显的标识。储存药品的库房可以同时分区存放不对药品质量造成影响的非药品。如储存药品的库房严禁存放日用食品等，但可以储存包装及性状比较接近药品的保健食品等。

2. 外用药与其他药品分开存放 外用药品不得与其他药品混放，必须单独存放。

3. 中药材和中药饮片分库存放 易串味的中药材和中药饮片应当密封储存并分库存放。

4. 拆零药品应当集中存放 在药品储存过程中，无法避免会出现出库药品需要拆零的情况；而拆零药品的散乱摆放易导致管理混乱、出库混淆或遗漏现象。拆零药品必须设置具有品名、规格、批号等信息的标签，并集中存放在货架上。

5. 相近药品分开存放 品名和外包装相近的药品为防止混淆，需分开存放。

6. 不同剂型药品分类存放 可按药品的不同剂型分类储存，如片剂、胶囊剂、糖浆剂、注射剂、酊剂、软膏剂等。

7. 危险药品存放 药品中的危险品应存放在专用危险品库中。

8. 特殊管理药品存放 特殊管理药品应当按照国家相关规定储存。

9. 药品储存作业区内的设施设备与人员要求 药品储存作业区内不得存放与储存管理无关的物品。储存药品的货架、托盘等设施设备应当保持清洁、无破损，无杂物堆放。未经批准的人员不得进入药品储存作业区。药品储存作业区内的人员不得有影响药品质量和安全的行为。

（五）温湿度要求

药品储存应当按包装标示的温度要求，包装上没有标示具体温度的，根据《中华人民共和国药典》（2020年版）规定的贮藏要求，将药品储存于符合温度要求的库房中（具体要求详见项目五中的任务5-1）；贮藏项下未规定贮藏温度的一般系指常温，另有规定的除外。储存药品库房的相对湿度为35%~75%。

（六）色标管理

1. 人工作业的库房　在人工作业的库房内储存药品时，为免出现色标混淆或混乱，按质量状态实行色标管理，即以绿、黄、红三色为标牌底色，以白色或黑色表示文字。合格药品用绿色；不合格药品用红色；待确定药品用黄色。发货区、合格药品储存区、中药零货称取区用绿色标识或用绿色线包围分区；待验、质量有疑问等质量状态待确定的药品用黄色标识或用黄色线包围分区；破损、过期、确认质量不合格等药品必须用红色标识或用红色线包围分区。

2. 全机械自动作业的立体仓库　全机械自动作业的立体仓库可在计算机系统中进行设定，而储存场所可不设置三色标识。

🔍 **证书考点** ————————

1+X药品购销职业技能等级证书（初级）：能根据药品质量特性对在库药品进行合理储存——在库储存的色标管理。

任务要求：按照三色五区的色标管理要求，挑出正确的色标区域贴放在对应的药品上。

1. 退货药品退回验收合格前——黄色退货区标。
2. 在库药品中确认为不合格的药品——红色不合格区标。
3. 待验收的药品——黄色待验区标。
4. 已验收合格的药品——绿色合格区标。

三、货位管理

货位管理是指对在仓库内存放的药品的货位进行规划、分配、使用、调整等工作。货位管理的流程为：药品—确定储存条件—规划储存空间—确定位置和作业方式—进行货位编码—确定货位分配方式—货位管理与维护—检查改善。

（一）规划货位

根据药品的性质、外形、包装及储存要求规划货位，合理堆放入库的药品。规划货位的原则是货位布置紧凑，仓容利用率高；方便收货、检查、发货、包装及装卸；堆垛稳固，操作安全；通道流畅，行走便利。

1. **分析货物的特点** 根据药品的特性如温湿度、是否串味、灭火方法等进行储存。批量大的使用大储存区；周转频率高、吞吐量大的放置在靠近库房出入口的位置；流通量小或体积小、重量轻的药品放置在较远的储区；体积大、重量重的药品应安排在货架底层或靠近出入口。

2. **对储存空间进行规划布置** 在规划仓储空间的过程中，权衡空间、设备、作业效率等因素，合理安排药品储存区、收发货作业区及作业通道的占地面积，药品通过货架、托盘等设备进行叠高，从而提高仓容等。

（二）货位编码

货位编码又称方位制度，是在规划好货位后，对货位进行分区编码。它是在分区分类和规划好货位的基础上，将存放药品的场所按储存地点和位置排列，采用统一的标记，编写顺序号码，作出明显标志，并绘制分区分类、货位编码平面图或填写方位卡片，以方便仓储作业。货位编码便于迅速、方便地查找药品，有利于提高作业效率、减少差错。

货位编码要求符合"标志明显易找，编排循规有序"的原则。药品经唯一编号后能被有效定位；储位变化时要及时变更。货位的编码有4种：地址式、区段方式、商品群别方式和坐标式。货位编码方法一般是由货物特性、货物的储存量、仓库的空间布置等因素决定的。在实际工作中，药库大多采用地址式编码方法。

1. **地址式** 各类仓库使用最多的是地址式编码方式。其编码方法是参照建筑物的编码方法，利用保管区域的现成参考单位，按照其相关顺序进行编码。

药库大多采用"四号定位"法，即将仓库号、区号、层次号、货位号这四者统一编号。编号的文字代号可用英文、罗马或阿拉伯数字来表示，例如以7-6-5-4来表示7号仓库6区5层4货位；也有将仓库号、货架号、层次号、货位号四者统一标号的，如以6-5-4-11来表示6号仓库5号货架4层11格。

---

⑦ **课堂问答** ————————————————

药库大多采用"四号定位"法编码，货位编码8-7-2-1表示什么意思？

....

2. 区段方式　将保管区域分成几个区段，并对每个区段进行编码。这种方式以区为单位，每个区段代表的储存区域较大，适用于大批量或保管周期短的药品。

3. 商品群别方式　将具有相关性的货物进行集合后，区分成几个商品群，再对每个商品群进行编码。如儿科类药品群、妇科药品群等。

4. 坐标式　编排储位时，采用数学上对空间标注坐标的方法来进行。这种方法由于对储位切割较小，管理上较为复杂，因此适用于流通率较小、长时间存放的药品。

货位编码可标记在地坪或柱子上、通道上方或者货架侧面悬挂标牌，便于识别。规模较大的仓库要求将药库所有药品的存放位置记入卡片，建立方位卡片制度。在发放时，即可将位置标记在出库凭证上，可使保管人员迅速找到货位。一般规模较小的药库可不执行方位卡片制度，将储存地点标注在账页上即可。

目前，现代化仓库多是全机械、自动作业的立体仓库。其采用计算机系统管理，系统能够根据货物的性质和储存要求自动分配货位；并能通过巷道堆垛起重机存取货物；通过周围的装卸搬运设备，自动进行出入库存取操作。在提高货位利用率的同时，又保证出入库效率。

四、搬运和堆码

（一）药品搬运

药品应当严格按照外包装标示的要求搬运、装卸，做到轻拿轻放、禁止倒立、防止撞击、挤压，避免因为搬运、装卸操作不当影响药品的包装和质量。

药品的搬运效率与仓库的合理布局、减少装卸搬运环节、有效使用人力资源和设备、机械化程度及仓储作业流程等因素相关。

1. 仓库布局时，适应生产流程，有利于实现单一的物流方向、最短的运距、最少的装卸环节、最大的利用空间。

2. 仓库内部布局时，可以选择倾斜式布局，即堆垛或货架与仓库侧墙或主通道呈一定的夹角，便于叉车作业，缩小叉车的回转角度，提高作业效率。

3. 改善装卸搬运作业，提高机械化程度，尽量实现作业的连续化，从而提高效率，缩短装卸、搬运时间。

4. 高层货架立体仓库亦称自动化立体仓库，通过计算机网络管理，可以实现物流仓储及搬运的自动化、智能化、快捷化，提高单位面积储存量，但造价高。

（二）药品堆码的方法

药品堆码是仓储药品堆垛的形式和方法，是在指定的货位（区）上将入库的药品向上或交叉堆放，可以通过增加药品在单位面积上的堆放高度和堆放数量，减少药品堆放所需的面积，充分发挥仓库的使用效能。因此，合理的药品堆码既有利于充分利用仓容，又利于工作人员、药品、设备及建筑物的安全，更利于收货、验收、入库、出库及在库养护工作。

药品堆码的方法有垛堆法、货架堆码法、成组堆码法。

1. 垛堆法　常以托盘为基本工具，使静态货物转变为动态的装卸方法称为托盘堆码法。托盘堆码法是根据药品包装及其重量等特性进行组盘，确定托盘的类型、规格、尺寸及单托载重量和堆高，继而将货物码在托盘上，用叉车将托盘上的货物一层层堆码起来。常用的方式有重叠式、压缝式、正反交错式、纵横交错式和旋转交错式。

采用托盘堆码时，常采用叉车或其他堆垛机械完成其堆码和出入库作业。采用桥式堆垛机械时，堆码垛高度可达8m以上，较大程度上提高其仓库容积利用率和机械化程度。

垛堆法的常用方式有以下5种（图4-4）。

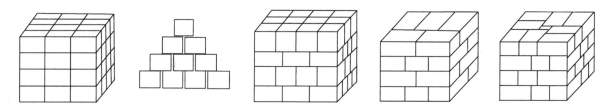

从左往右依次为重叠式、压缝式、纵横交错式、正反交错式、旋转交错式。

图4-4　垛堆法的常用方式

（1）重叠式：各层的码放方式相同，上下对应，层与层之间不交错堆码。这种堆码方式适用于小批量药品，易取、易清点，操作速度快；或在货品底面积较大的情况下，比较适合自动装盘操作。优点是包装货物均4个角和边重叠垂直，承载能力大；缺点是各层之间缺少咬合作用，稳定性较差，易倒垛，浪费仓库面积。

（2）压缝式：将上一层货物跨压在下一层两件货物之间，又称小垛并大垛法。使货物层层压缝，不易倒塌。如果每层货物都不改变方式，则形成梯形形状。如果每层都改变方向，则类似于纵横交错式。本法适用于大批药品，便于分批出库。

（3）纵横交错式：相邻摆放旋转90°，一层横向放置，另一层纵向放置，每层货物都改变方向地向上堆放，层次之间交错堆码。比较适用于自动装盘堆码操作。优点是每层间有一定的咬合效果，但咬合强度不高，相对于重叠式其稳定性较好；缺点是咬合强度不够，稳定性不够好。

（4）正反交错式：在同一层中，不同列的货物以90°垂直码放，相邻两层的码放形式是另一层旋转180°的形式。这种方式类似于建筑上的砌砖方式，不同层间的咬合强度较高，相邻层之间不重缝，因而码放后稳定性较高；但缺点是操作比较麻烦，人工操作速度慢。

（5）旋转交错式：第一层相邻的两个包装体互为90°，两层之间堆码相差180°。优点是这样相邻两层之间互相咬合交叉，货体的稳定性较高，不易塌垛；缺点是码放的难度较大，且中间形成空穴，降低托盘承载能力和托盘的利用效率。

2. 货架堆码法 主要适用于零星的或进出频繁而数量又不太大的药品，其可避免因临时开箱取货而影响发货速度，同时也有利于防止零星药品丢失。

3. 成组堆码法 即采取货板、托盘、网格等成组工具使货物的堆存单元扩大，一般以密集、稳固、多装为原则，同类货物单元应高低一致。这种方法可以提高仓容利用率，实现货物的安全搬运和堆存，适合半机械化和机械化作业；提高劳动效率，减少货损货差。

⊙ **课堂问答** ————————————

请通过查阅资料分组完成，利用书本等现有的物品展示托盘堆码法中的重叠式、压缝式、纵横交错式、正反交错式和旋转交错式5种堆码方式的操作过程，并说出每种方式的特点。

（三）药品堆码的距离

根据新版GSP要求，药品堆码的距离要求货垛的"三距"，指垛距、固定设施距和底距。

1. 垛距 指药垛与药垛之间的距离，根据药品性能、储存场所条件、养护与消防要求、作业需要确定。垛距不小于5cm。

2. 固定设施距 指与库房内墙、顶、温度调控设备及管道等设施的间距。药垛与固定设施的间距不小于30cm。

（1）墙距：指药垛与墙的距离。留出墙距，可以防止墙壁的潮气影响药品；便于开关窗户、通风散潮、拣点药品、进行消防和保护仓库建筑安全等工作。

（2）顶距：指药垛的顶部与仓库屋顶平面之间的距离。留出顶距主要是为了通风，保证均匀的温湿度。

3. 底距 指药垛与地面的距离。留出底距，能起到通风防潮、散热、防虫的作用。应用枕木或其他材料苫垫药垛底部，**堆垛与地面的距离不小于10cm。**使用货架或者托盘储存药品，可以保证药品离地不小于10cm。

🔗 知识链接

药品堆码技巧

　　堆码时，注意采用搭、咬、牵、量、蹲、嵌等技巧。"搭"是指厚薄、松紧、大小不完全一致的包装，相互搭配堆垛；"咬"是指件与件之间互相交叉堆叠，牢固货垛；"牵"是用绳子将货包互相串缚起来；"量"是要衡量垛壁是否呈垂直线；"蹲"是将货包竖直后，提起用力抖动下蹲，使包装内的物品向下部蹲实；"嵌"是指填满空档。

（四）堆码的注意事项

　　药品堆码的基本原则是安全、方便、节约，尽量做到合理、牢固、定量、整齐。

　　1. **不得混垛的情况**　药品根据品种、批号堆码；**不同品种或同品种不同批号的药品不得混垛。**

　　2. **严格按照标示要求规范操作**　操作人员**必须严格遵守药品外包装标示要求规范操作**，例如包装上标注的"易碎""轻拿轻放""禁止倒置侧置"等（图4-5）。另需严格按照药品外包装上的堆码高度要求进行操作；避免破坏药品包装。

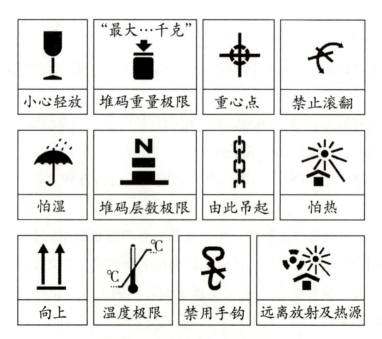

图4-5　药品外包装图示标志

3. **安全防范要求**　严禁超载使用各种装卸搬运设备，同时必须防止建筑物超过安全负荷量。若使用托盘堆码法时，药品外包装不要超出托盘边缘。码垛必须不偏不斜、不歪不倒、牢固坚实，以免倒塌伤人、摔坏药品。

4. **堆码应避开库房设施**　药品码放不应阻挡温度调控设备的出风风道，避免影响温度调控效果。

5. **冷库堆码要求**　冷库内药品的堆垛除符合上述要求外，在制冷机组出风口100cm范围内，以及高于出风口的位置不得码放药品。

> ◉ **证书考点** ────────────────
>
> 1+X药品购销职业技能等级证书（初级）：能按剂型、用途、性质及管理要求分类陈列药品——在库储存的堆码要求。
>
> 任务要求：堆垛存放时应注意什么？
>
> 1. 堆码高度符合包装图示标志要求。
>
> 2. 按药品批号堆码，不同批号不得混垛。
>
> 3. 垛间距不小于5cm，与库房墙、顶或其他突出设施（温度调控设备及管道等）的间距不小于30cm，离地间隙不小于10cm。

五、药品在库储存

（一）药品日常在库储存管理

为确保药品质量正常、数量准确、储存安全，根据药品储存的特性要求，采用科学、合理、经济、有效的手段和方法进行日常在库管理。

1. 对于分类储存的药品，应做好货位编号及色标管理。

2. 药品按批号堆码，不同批号的药品不得混垛，三距合理。

3. 保持库房、货架的清洁卫生，协助养护员定期进行扫除和消毒，做好防盗、防火、防潮、防霉、防污染、防虫、防鼠等工作。

4. 根据季节、气候变化，协助养护员做好温湿度调控工作，坚持每日上、下午各观测1次并记录于"温湿度记录表"上，根据具体情况和药品的性质，及时调节温湿度，确保药品储存安全。

● 案例分析

药店储存药品不当应当承担法律责任

案例:

2017年5月,西南某省某市某区食品药品监督管理局(简称"区食药监局")在执行药品抽检计划时,对其市某药房销售的银黄胶囊(陕西某制药有限公司;产品批号:20160309)进行监督抽检。经检验,其水分与装量差异检验结果均为"不符合规定",结论为"结果不符合规定"。

2017年7月,区食药监局进行立案处理,该药房销售的上述银黄胶囊按劣药论处,其行为已违反了《中华人民共和国药品管理法》规定,禁止生产、销售劣药。同时,给予当事人行政处罚。

分析:

造成药品不合格的原因是多个方面的,如本案中的药品银黄胶囊,其水分与储存的温度、湿度等密切相关。按照《药品经营质量管理规范》的要求,药品经营者必须在购入时切实加强进货验收,购入后也要做好药品养护工作,严格按要求的温度和湿度储存药品。执法人员检查发现该药房的银黄胶囊购入渠道合法,验收材料齐全,验明合格;但购入后没有在药品规定的贮藏条件(阴凉处)进行贮藏,也不能提供药品从购进开始直至扣押当日的环境温湿度监测记录。故判定药品不合格是药品经营企业储存不当造成的,应承担法律责任。

5. 实行药品的效期储存管理,利用计算机系统对库存药品的有效期进行自动跟踪和控制,采取近效期预警及超过有效期自动锁定等措施,协助养护员对近效期的药品设立近效期标志,防止过期药品销售。

6. 建立药品保管账(卡),记载药品进、存、销动态,检查当天有进出的品种,保证账、货、卡相符。

7. 加强安全防护措施,确保仓库、药品和人身安全。

● 课堂问答

某药品批发仓库新进一批药品,验收后移交仓库保管员小李,小李该如何合理储存这批药品?

（二）药品阶段性在库储存管理

为确保在库药品质量，防止药品因储存不当而变质，保管员对库存药品质量需定期检查，进行阶段性在库储存管理。阶段性检查内容包括：

1. **定期巡查** 定期巡查库存药品的分类储存、货垛码放、垛位间距、色标管理、温湿度管理等工作，及时纠正发现的问题，确保药品按规定的要求合理储存。

2. **定期汇总** 协助养护员定期汇总、分析质量信息，包括有效期及长时间储存的药品等。

3. **定期处理** 协助质管部定期处理报废、待处理及质量有问题的药品，建立不合格药品台账，防止错发或重复报损，以免造成账货混乱或其他严重后果。

4. **定期盘点** 协助养护员对库存药品进行月或季度盘点，做到账、货相符。

六、特殊管理药品储存

麻醉药品、精神药品、医疗用毒性药品和放射性药品是国家法律规定的特殊管理药品，简称"麻、精、毒、放"，国家对其实行特殊管理。

1. **严格依法储存** 特殊管理药品应当按照《中华人民共和国药品管理法》《麻醉药品和精神药品管理条例》《医疗用毒性药品管理办法》《放射性药品管理办法》等相关法律规定进行储存。

2. **麻醉药品和第一类精神药品的储存要求** 储存麻醉药品和第一类精神药品的仓库，按要求应不靠外墙，位于库区建筑群内；仓库整体采用钢筋混凝土结构且无窗，应具有抗撞击能力；入口安装专用防盗门，实行**双人双锁**管理；具有监控设施，安装与公安部门报警系统联网的自动报警系统；具有相应的防火设施；**专账记录，账货相符**。

3. **医疗用毒性药品、放射性药品的储存要求** 医疗用毒性药品、放射性药品应分别**存放于专库或专柜，双人双锁保管；专账记录，账货相符**。放射性药品还需采取有效的**防辐射**措施。

4. **第二类精神药品的储存要求** 第二类精神药品可储存在药品库房中独立设立的牢固的**专库或专柜，双人双锁管理**；具有报警设施、设备，并能有效地防盗、防火；**专账记录，账货相符**。

5. **专用账册管理** 特殊管理药品应配备专人负责储存养护管理工作，并建立储存专用账册。**专用账册的保存期限应当自药品有效期期满之日起不少于5年**。

任务 4-2　药品账货管理

一、账货相符的含义

根据新版 GSP 第八十八条规定，企业应当对库存药品定期盘点，做到账货相符。其中，账是指实物账、财务账；货是指药品实物。账货相符是指包括计算机系统在内的账务库存中的药品品名、规格、生产企业、批号、数量等与库内的药品实物完全一致。

药品在储存过程中，因本身的性质、自然条件的影响，易造成重量损失或质量下降，损耗有可以避免的人为因素，也有难免的自然损耗如挥发、升华、风化等。药品账货管理可以为企业提供准确的库存药品数量、质量等信息，保证药品质量，发现仓库管理工作存在的问题。

二、药品盘点

药品盘点是加强库存药品管理，及时掌握库存的变化情况，避免发生短缺和长期积压，保证账货相符的重要手段。药品盘点是由仓储部、质量部和财务部等多部门合作实施，对储存于库内的所有合格药品建立一个完善的盘点操作程序。

（一）库存盘点内容

盘点时应当对药品通用名称、生产厂家、药品批号、规格和数量等信息逐一进行核对，保证药品来源的可追溯性。检查账货吻合情况，盘点发现账货不一致时，应当及时查找原因并采取纠正处理和预防措施。盘点差异的调查、确认、处理等全过程应有记录。

（二）库存盘点方法

根据企业自身的实际情况，选取适合的盘点方法。常用的盘点方法如下：

1. 动碰盘点　在规定的时限内，对发生过采购、销售、退货的药品进行核对。优点是效率高、针对性强；缺点是不够全面。该方法适用于短期、高频率的盘点。

2. 对账式盘点　对药品实物有选择性地进行盘点，并按照计算机系统内的账目逐一核对实物。此方法操作性强、相对全面，适用于周期性、时间要求短的盘点。

3. 地毯式盘点　根据货物的摆放位置逐一清点数量，再与计算机系统内的账目逐一核对。优点是盘点完全、无遗漏；缺点是耗时长、人工成本高。该方法适用于需彻底清点数量、核对账目的盘点。

（三）库存盘点计划

1. **定期盘点**　根据相应的质量管理和财务管理要求，储运管理部门单部门定期进行一次仓库全盘盘点；在财务部监督下，定期进行的全盘盘点；两者亦可合并进行。

2. **永续盘点**　又称动态盘点，保管员对收发药品盘点一次，以便及时发现问题。

3. **循环盘点**　根据药品的性质特点，分轻重缓急制订计划，然后按计划逐日盘点。

4. **重点盘点**　根据季节变化或工作需要，为特定目的而进行的盘点。

（四）盘点流程

1. 根据盘点需要从系统中打印出盘点单，按库位排序，若需财务部监督的盘点由财务部负责盘点单的制单，其他情况由储运管理部门负责制单。

2. 根据盘点单逐一进行盘点，核对药品名称、规格、生产厂家、批号、单位和数量，盘点结束后盘点人和复核人在盘点单上签字确认（每张），需财务部监督的盘点单上必须有财务人员签字。

（五）盘点结果分析

发现偏差，应立即寻找偏差原因，进行盘点结果分析。如：

1. 拣货、出货错误。

2. 收货错误。

3. 库房内部损耗。

4. 失窃。

5. 库存转换错误等。

（六）盘点结果处理

根据偏差原因，制定整改方案并进行限期整改，上报"报损（溢）单"，后经仓储部经理、采购部经理、质管部经理、财务部经理和总经理审核和记账，将库存调整正确，做到账、货、库位相符。

三、报损报溢处理

（一）报损报溢含义

药品盘点若实货多于账内库存数量，需要进行报溢处理；报溢执行后，药品库存数量及金额将相应增加。但药品盘点一般都是盘损，即实际值小于账面值，需要报损处理；报损业务执行后，药品库存数量及金额将相应减少。对盘点发现的问题要彻底查明原因，根据原因迅速采取措施进行防止和处理，从而保证企业的经济效益。根据《药品管理法》、新版GSP及实际工作需要，加强药品盘点报损环节的质量管理，制定相应的报损流程及销毁流程，保证药品盘点损溢环节的规范有序。

（二）报损报溢流程

1. 盘点库存 定期在负责人的组织下进行盘点，对照实物逐一分别进行盘存。

2. 填报损报溢单 登记报损报溢的药品名称、核实报损报溢数量并进行汇总，汇总表由专人与台账核对数量，盘点有差错的再进行复盘。

3. 审批 盘点金额并注明报损报溢原因与财务账核对盈亏。

4. 处理 盘亏盘盈数目由授权人员、库管人员、财务会计及相关负责人签名确认，报损报溢。

（三）销毁流程

报损药品移入不合格品区，登记不合格药品台账；报损药品的销毁需通过专业组织进行，将报损药品连包装一起破坏并销毁；特殊管理药品的销毁则必须先上报到当地药监部门，由其进行监督销毁，并做好销毁台账记录（表4-1、表4-2）。

表4-1 ××××医药公司不合格药品报损审批表

编号No.　　　　　　　　报告时间：　　　年　　月　　日

品名	规格	剂型	批号	有效期至	单价	数量	总额
生产企业				供货单位			
不合格原因							
仓管员签字				储运部经理签字			
业务部门意见： 　　　　　　　　　　签字：　　　　　　　　年　　月　　日							
质量管理部意见： 　　　　　　　　　　签字：　　　　　　　　年　　月　　日							

财务部意见：			
	签字：	年 月 日	
总经理审批意见：			
	签字：	年 月 日	
备注			

表4-2 ××××医药公司不合格药品销毁记录

编号No.

品名	规格	生产厂家	单位	数量	批号	金额

销毁时间		销毁地点		销毁方式	
销毁原因					
质管部门 审批意见					
	签字：			年 月 日	
主管领导 申请意见					
	签字：			年 月 日	
销毁人签字					
监督人签字					
备注					

1. 药品入库工作流程为：核对单据、办理交接手续—核实药品并签字—按货位将药品存放于相应的合格药品库（区），注明药品存入的库房、货位并记账—若有不合格药品，进行相应处理。

2. 药品储存工作流程为：接收药品—合格药品—分类储存—安排药品储存货位—登录计算机，自动生成库存—根据编码，搬运和堆码—药品在库管理—药品阶段性在库管理；不合格药品储存在不合格库中。

3. 保管员应按药品的性质、贮藏及管理要求分区分类储存，安排货位，并根据货位编号，合理搬运和堆码药品。常用的堆码方法是垛堆法；常用的方式有重叠式、压缝式、正反交错式、纵横交错式和旋转交错式。药品堆码的距离要求货垛的"三距"即垛距、固定设施距和底距分别为5cm、30cm和10cm。

4. 保管员应协助养护员做好药品日常和阶段性在库管理工作，确保药品质量正常、数量准确、安全储存。

5. 对于特殊管理药品储存，国家对其实行特殊管理。

6. 根据新版GSP第八十八条规定，企业应当对库存药品定期盘点，做到账、货相符。

●・・・・ 思考题 ・・・・

一、填空题

1. 堆垛与地面的距离不小于_____；药垛与固定设施的间距不小于_____；药垛与药垛之间的距离不小于_____。

2. 货位编码的4种方式分别为_____、_____、_____、_____。

二、简答题

1. 简述药品堆垛的注意事项。

2. 简述货位管理流程。

3. 采用分区分类、货位编码的方法储存药品有哪些特点？

三、案例分析

　　某年11月下旬，某坐标北方的药店投诉，从当地××医药批发公司购进一批止咳糖浆，其中1箱有生霉、发酵现象，而同批号的其他箱药品则无此问题。为此该批发企业的质量管理人员立即调查，经查发现原来此箱药品堆放在库房散热器与供暖管道之间，质量监督员确定该问题是由于药物储存不当造成的。最后，该公司同意此药店的止咳糖浆退货请求，一切经济损失由该医药批发公司承担。

　　通过本案例，你对药品储存管理有何认识、感想？

（贾　琦）

实训六　药品入库

【实训目标】

1. 掌握药品入库和储存的工作流程。

2. 能够将药品合理分区分类存放。

3. 学会根据货位编码进行药品堆垛操作。

【实训准备】

1. **实训环境**　模拟药品库房（按常温库、阴凉库、冷库、特殊管理药品专库或专柜分区分类）、模拟区域（可以按货架划分）、色标（用以代表红、黄、绿区；色标形式可采用标线、标牌等方式）、模拟设备（通风、避光、排水、防尘、防潮、防霉、防污染及防虫、防鼠等设备）。

2. **场景设置**　设置随机抽取的具有不同品种、数量的A、B、C、D和E 5个药品验收入库通知单，其中应包括西药、中成药、外用药及特殊管理药品不同类型的药品。

3. **实训用物**　模拟用药品模型、模拟库房设备、搬运设备、各区域标识牌、桌椅、计算机、胸牌等。

4. **相关表格**　药品验收入库通知单。

5. **分组安排**　20人一大组，4人一小组。每个小组为1个工作小组，各小组随机抽取5个药品验收入库通知单中的1个进行入库、储存操作练习，每组5种。

【实训内容】

1. **接收药品，药品入库**　验收合格后的药品，保管员按药品验收入库通知单收货。

2. **分类储存**　按药品的性质及储存要求等划分为若干类，安排药品储存仓位，将药品存放于相应的区域，并在计算机系统上确认，自动生成库存记录。不合格药品放于不合格区。

3. **药品堆码**　小组成员对抽取到的5个品种，遵循药品堆叠的基本原则，按照"三距"的要求，用搬运车、叉车等模拟搬运设备将药品放于指定货位（上），向上和交叉堆放，药垛堆放尽量做到合理、牢固、定量、整齐。堆码商品作业时，堆码的操作人员必须严格遵守药品外包装图示标志的要求规范操作，码垛必须不偏不斜、不歪不倒、牢固坚实，以免倒塌伤人、摔坏药品。

4. **检查**　据实登记仓库实物账，清查，做到账、货、卡相符。药品摆放完毕后，清点药品入库的数量并与打印的药品验收入库通知单核对，信息相符后在入库单的备注栏内打"√"，表示入库完成。

5. **清场**　药品储存结束后，做好记录，整理堆码设备，做好地面、台面等卫生清洁工作。

【实训评价】

满分100分，采取小组互评、教师点评相结合的方式。

编号	检查项目		评分标准	分值	得分
1	着装		按要求着装，规范整洁，佩戴胸牌	5	
2	收货		根据药品入库通知单正确收货	5	
3	分区分类安排货位		正确安排药品储存仓位	10	
4	库存操作		在计算机系统上确认，生成库存记录	5	
5	药品堆码	堆码过程	严格按照外包图示标志，轻拿轻放，避免野蛮装卸，出现野蛮装卸扣10分；搬运过程中出现货品脱手落地现象，1件物品扣5分	10	
		垛形美观整齐	货垛要求美观整齐，超出托盘的长或宽5cm、货物堆码高度超过限度扣10分	10	

编号	检查项目		评分标准	分值	得分
5	药品堆码	排列有序 标志方向	物品要求排列有序，标志一律朝外，标志朝向不符的，扣1分/个，扣至0分为止	10	
		牢固不得偏斜歪倒	货垛要求牢固，不得偏斜、歪倒，若出现偏斜、歪倒现象，成绩无效	10	
		堆码形式 堆码层数	若堆码方式或堆码层数不正确，成绩无效	10	
6	小组合作		操作规范，分工明确，具有合作精神和良好的沟通能力	10	
7	卫生		工作结束，认真清理卫生	5	
8	态度		工作认真仔细，无开玩笑、打闹等现象	10	
			合计得分		

【注意事项】

1. 摆放过程中注意药品外包装盒上的储运标志，规范操作。

2. 堆垛过程中注意使用"搭、咬、牵、量、蹲、嵌"等技巧。

3. 在药品储存过程中，选择适当的储存条件和保管方法，注意空气、光线、温度、湿度、微生物和昆虫、时间、包装等对药品的影响，以防止药品变质或延缓其变质。

（贾 琦）

项目五
药品养护管理

学习目标

知识目标：

- 掌握药品仓库温湿度监测系统与设备的组成、要求及调控措施。
- 掌握药品养护工作流程及冷链药品、近效期药品的养护管理。
- 熟悉温湿度相关知识、影响药品稳定性的因素。
- 了解养护仪器、设备的管理。

能力目标：

- 能按要求完成库房温湿度监测与调控。
- 能对养护异常情况进行判断并处理。
- 能按检查要求完成药品养护检查的各项操作。
- 会正确处理药品养护中存在的异常问题。

素质目标：

- 具有操守廉洁和诚实守信的职业道德准则和行为规范。
- 具有严谨认真、科学规范的工作态度。
- 具有较强的法律意识和良好的沟通合作意识。

🔄 情境导入

情境描述：

2020年1月某市市场监督管理局查获一起销售劣药案，该局的执法人员依法对某医院的药品库房内的甲硝唑片进行监督抽检。经抽样检验，涉案药品按《中华人民共和国药典》(2015年版)二部检验，结果不符合规定。在涉案药品储存期间，该医院药房的温湿度计外送检定，其未对库存药品的温度、湿度等进行检查，其后在"温湿度记录表"上补录不真实的记录。

直至案发，该医院并未做药械养护和检查记录。该医院未执行其制定的药品储存养护制度，其行为已违反《药品管理法》第七十一条之规定。因涉案医院未执行其制定的药品储存养护制度销售劣药被处以没收违法所得504元，罚款10万元的行政处罚。本案系该局首例因未执行制定的药品储存养护制度而承担销售劣药法律责任的案件。

学前导语：

　　药品在库养护是药品仓储作业流程的中心环节，也是保证药品在库期间质量的重要环节。温湿度对药品有极大的影响，因此做好药品的在库温湿度的管理工作是做好养护工作的主要内容。养护人员必须具备法治意识和过硬的职业素养，做到诚实守信，掌握药品养护知识，根据要求进行库房温湿度的监测与调控，保证记录完整、真实、可靠，不得弄虚作假。

任务 5-1　库房温湿度管理

一、温湿度相关知识

（一）温度

　　温度是表示空气冷热程度的物理量，空气温度简称气温。库房温度会随着气温的改变而变化，但仓库温度的变化比外界较慢，库房内温度的变化通常要比气温晚1~2小时，同时温度变化幅度相应减小。因此掌握气温的变化规律，即可掌控库房的温度，做好药品的养护。

　　1. 气温日变化规律　　通常，气温日变化规律是日出后开始上升，上午9时气温上升最快，至14时左右达到最高，然后逐步下降，傍晚19时气温下降最快，至日出前达到最低（图5-1）。

　　2. 气温年变化规律　　我国一年中，最高气温为内陆7月，沿海8月；最低气温为内陆1月，沿海2月（图5-2）。年温差为长江流域20~30℃；华南地区10~20℃；华北地区30~40℃；东北地区40℃以上。

　　药品贮藏条件中有关温度的要求，《中华人民共和国药典》规定如下：

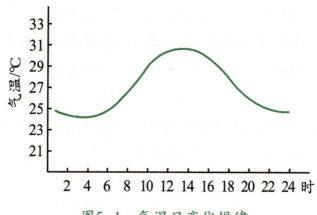

图5-1　气温日变化规律

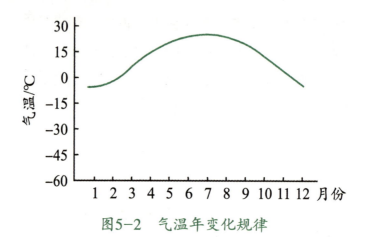

图5-2　气温年变化规律

阴凉处　系指不超过20℃；

凉暗处　系指避光并不超过20℃；

冷处　系指2~10℃；

常温　系指10~30℃。

除另有规定外，贮藏项下未规定贮藏温度的一般系指常温。

? 课堂问答

根据《中华人民共和国药典》，药品批发企业的药品常温库的温度不得高于_____，阴凉库的温度不得高于_____。

（二）湿度

湿度是指空气中水蒸气含有量的大小。空气中的水蒸气含量越大，相应的湿度也越大；反之，湿度就越小。目前，空气湿度的量值常采用以下两种表示方法。

1. 饱和湿度（最大湿度）　系指在一定温度下，每立方米空气中所含水蒸气的最大量（单位为 g/m^3）。

2. 相对湿度　系指空气中实际含有的水蒸气量（绝对湿度）与同温度同体积的空气饱和水蒸气量（饱和湿度）之百分比。公式为：

$$相对湿度 = \frac{绝对湿度}{饱和湿度} \times 100\%$$

相对湿度是衡量空气中水蒸气饱和程度的一种量值。相对湿度小表示干燥，水分容易蒸发；相对湿度大表示潮湿，水分不容易蒸发。

当相对湿度达100%时，空气中的水蒸气已达到饱和状态，水分不再继续蒸发；如果空气中的水蒸气超过饱和状态，就会凝结为水珠附着在物体表面，这种现象称为"水凇"或"结露"，俗称"出汗"。

某温度下的饱和湿度随温度的升高而增大。温度升高，饱和水汽变为不饱和水汽；相反，只要将温度降低到一定程度，不饱和水汽可以变为饱和水汽。空气中的不饱和水汽变成饱和水汽时的温度就是空气中的水蒸气变为露珠时的温度，称为"露点"。

课堂问答

当我们将冰箱中的饮料瓶取出放置一段时间后，瓶壁上出现水珠。请问这是什么现象？为什么？

室外大气相对湿度的日变化规律与昼夜温度的变化规律相反。一般日出前气温最低，相对湿度最高；随着日出相对湿度逐渐降低，至午后2∶00—3∶00相对湿度达最低；而后相对湿度又随气温下降而逐渐升高，直至次日日出前增至最高。

根据GSP要求，各种类型的药库的相对湿度应保持在35%~75%之间，若在35%以下则过于干燥，反之若高达75%以上时则过于潮湿。经验表明，在相对湿度为60%的条件下，适宜储存药品。因此，在储存药品的仓库管理工作中，应不断检查、测量仓库内外空气的相对湿度，以便及时采取相应的调节措施。

二、药品仓库温湿度监测系统与设备

（一）药品仓库温湿度监测系统与设备的组成

现代化的仓储管理，温湿度的测量不再是传统的纯手工作业，而是利用计算机自动监测并调控，如仓库温湿度微机自动巡测仪及温湿度自动监测系统等（图5-3）。按照《药品经营质量管理规范》（以下简称GSP）的要求，在储存药品的仓库及运输冷藏、冷冻药品的设备中，必须配备温湿度自动监测系统（以下简称系统）。系统应对药品储存过程的温湿度状况及冷藏、冷冻药品运输过程的温湿度状况进行实时自动监测和记录、跟踪、报警，有效防范储存、运输过程中可能发生的影响药品质量安全的风险，确保药品质量安全。

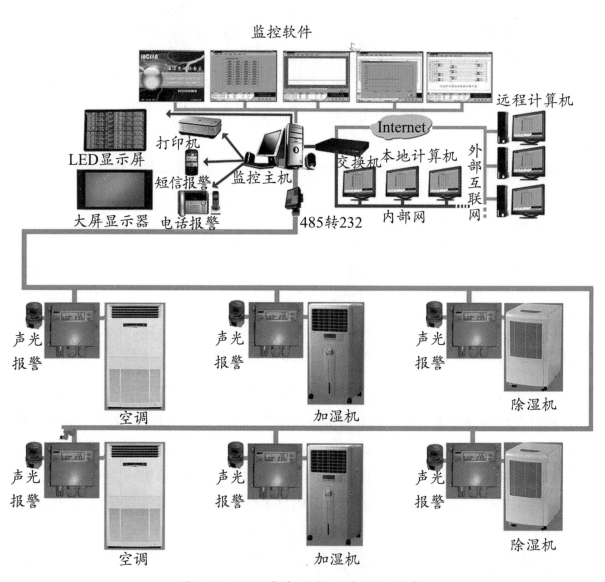

图5-3　温湿度自动监测系统与设备

系统主要由测点终端（探头）、管理主机、不间断电源及相关软件等组成，同时还配置显示温湿度的采集器，其本身具有数据存储功能。系统能对大面积的多点的温湿度进行监测记录，针对在库药品储存环境的温度、湿度进行24小时不间断的监测和管理。

测点终端能够对周边环境的温湿度进行数据的实时采集、传送和报警；管理主机能够对各测点终端监测的数据进行收集、处理和记录，并具有对异常情况进行报警的管理功能；温控器通过温度传感器对环境温度自动进行采样、即时监控。当环境温度高于控制设定值时控制电路启动，可以设置控制回差。如温度还在上升，当升到设定的超限报警温度点时，启动超限报警功能。

GSP对药品储存运输环境的温湿度实施自动监测，这一技术的应用彻底改变了我国药品经营企业普遍存在的库房空调不开、温度无控制、监测数据造假、药品质量无保障、运输过程无控制、冷链药品管理高风险的状况。温湿度控制是保证药品质量的基本条件，而温湿度自动监测及数据的实时采集和记录则是做好温湿度控制的前提和保障。

🔗 知识链接

药品库房温湿度自动监管的规定

《药品经营质量管理规范》全面推行计算机信息化管理，着重规定计算机管理的设施、网络环境、数据库及应用软件功能。明确规定药品批发、零售企业储存药品的仓库应采用温湿度自动监测系统，对仓储环境的温湿度进行实时监测与记录，并对超出规定范围的温湿度进行有效调控。有包装标示的药品，按包装标示的温度要求储存药品；包装上没有标示具体温度的，按照《中华人民共和国药典》规定的贮藏要求进行储存。储存药品的相对湿度为35%~75%。

（二）药品仓库温湿度监测系统与设备的管理要求

1. **测点终端的设置** 测点终端的设置根据仓库建筑结构的特点要求不同，具体设置如下。

（1）平面仓库：根据库内面积大小，一般面积在300m²以下的，至少安装2个测点终端，以便全面掌握库内温湿度的变化情况；300m²以上的，每增加300m²至少增加1个测点终端，不足300m²的按300m²计算。

（2）高架仓库或全自动立体仓库：货架层高在4.5~8m之间的，每300m²面积至少安装4个测点终端，每增加300m²至少增加2个测点终端，并均匀分布在货架上、下位置；货架层高在8m以上的，每300m²面积至少安装6个测点终端，每增加300m²至少增加3个测点终端，并均匀分布在货架的上、中、下位置；不足300m²的按300m²计算。

（3）冷藏、冷冻药品仓库：测点终端的安装数量须符合本条上述的各项要求，其安装数量按每 100m² 面积计算。

平面仓库测点终端安装的位置，不得低于药品货架或药品堆码垛高度的2/3位置。高架仓库或全自动立体仓库上层测点终端安装的位置，不得低于最上层货架存放药品的最高位置。测点终端的安装布点位置应当考虑仓库的结构、出风口、门窗、散热器分布等因素，防止因安装位置不合理而影响对环境温湿度监测的准确性。

2. 系统的监测、记录要求　系统能对药品储存过程中的温湿度环境自动监测和数据采集，对库房温湿度实行24小时不间断的监测和记录。要求至少每隔1分钟更新1次测点温湿度数据，每隔30分钟自动记录1次实时温湿度数据。当监测的温湿度值超出规定范围时，系统应当至少每隔2分钟记录1次实时温湿度数据。测定的温湿度数据的准确度应符合温度 ±0.5℃，相对湿度 ±5%。

系统各测点终端采集的监测数据应当真实、完整、准确、有效。采集的数据通过网络自动传送到管理主机进行处理和记录，并采用可靠的方式进行数据保存，确保监测数据不丢失和不被改动。系统不得对用户开放温湿度传感器监测值修正、调整功能，防止用户随意调整，造成监测数据失真。企业应当对监测数据采用安全、可靠的方式按日备份，备份数据应当存放在安全场所，且要求每年至少进行1次校准，对系统设备进行定期检查、维修、保养，并建立档案，记录保存应不少于5年。

3. 系统的管理　当监测的温湿度值达到设定的临界值或者超出规定范围时，系统能就地完成中央监控器屏幕报警和在指定地点进行声光报警，同时采用短信通信报警的方式，向至少3名指定人员发出报警信息。当发生供电中断的情况时，系统应当采用短信通信的方式，向至少3名指定人员发出报警信息。

设立分支机构的药品经营企业，应对下设分支机构的各类仓库建立统一的自动温湿度监控平台，通过互联网或局域网实现远程的实时监测、数据采集、记录、设备控制及异常状况报警等功能。系统监控数据不整合至企业计算机管理系统中，但可同步查阅温湿度监控数据及记录，并接受药品监督管理部门的实时监管。

三、药品仓库温湿度调控措施

温湿度对库存药品质量的影响很大，温湿度无论过高或过低，都会对药品质量产生不良影响，特别是生物制品、抗生素、疫苗、血液制品等对温湿度的要求更严格。为达到保障人体用药安全、有效的最终目的，把好药品养护关至关重要，而对药品储存仓库的温湿度进行调控和监测则是养护环节的最核心的要求。因此，必须掌握必要的温湿度调控措施，有针对性地进行超标处理。常见的温湿度调控措施如表5-1、图5-4所示。

表5-1　常见的温湿度调控措施

超标情况		可采取的措施	常用的设备设施	注意事项
温度	温度偏高（降温措施）	开启空调	制冷空调	各大、中型药库的主要降温措施
		通风换气	换气风机	不宜用于危险品仓库
		遮光避光	窗帘、窗纸	
		加冰强吹	风扇	易引起湿度升高
	温度偏低（升温措施）	开启空调	制热空调	
		开启暖气	暖气片	注意距离，防止漏水情况
		火墙供暖	火墙	离火墙1m以上，远离其他库房
		安装保温层	双层门窗	
湿度	湿度偏高（降湿措施）	通风换气	换气风机	注意通风条件
		开启除湿	除湿机	
		化学吸湿	化学吸湿剂	
		防潮密封	双层门窗	
	湿度偏低（加温措施）	地面洒水	喷壶	
		空气喷雾	喷雾器	
		自然蒸发	盛水容器	

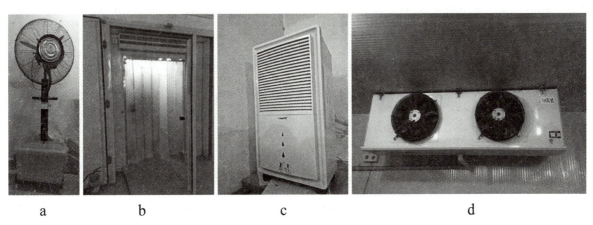

a. 喷雾器；b. 双层门；c. 除湿机；d. 换气风机。

图5-4　常用的温湿度调控设施设备

我国幅员辽阔，南北纬度跨度大，各地气候条件迥异，因此在仓库的设计和建造中应考虑当地的气候环境。譬如在高纬度东北等地的仓库，应考虑加装暖气设施和做墙体保温；而在南部沿海各地，应考虑排湿除湿及台风影响；在相对气候较为干燥的西北地区，则要考虑加装加湿设备。

特别需要引起注意的是，因为相对湿度和温度有直接的关系，采用通风的措施调控湿度时，应结合仓库内外的温湿度差进行综合考虑，如对晴天、雨天、雨后初晴、雾天、阴天及风向等，具体操作条件如下。

1. 当库内的温湿度均高于库外时（内＞外），可全部开启门窗，长时间通风，能使库内的温湿度均有一定程度的降低。

2. 当库内的温湿度均低于库外时（内＜外），应密闭门窗，不可通风。

3. 当库外的相对湿度高于库内时，虽库外的温度低于库内，亦不能通风，否则会带进潮气。

4. 当库外的温度略高于库内时（3℃以内），且相对湿度低于库内时，则可通风。

5. 当库外的温度高于库内时（3℃以上），虽相对湿度低于库内，此时亦不能通风。因为热空气进入库内后，由于热空气的湿度降低可使室内的相对湿度立即增加，药品更易潮湿。

任务 5-2　药品养护

药品养护是指根据药品的储存特性要求，采取科学、合理、经济、有效的手段和方法，通过控制调节药品的储存条件，对药品储存质量进行定期检查，达到有效防止药品质量变异、保障储存药品质量的目的。

药品质量是药品安全有效的前提，而药品的稳定性是保障药品质量的重要标准。药品在储存中的稳定性除与药品本身的理化性质和生产工艺等内在因素有关外，外界因素如温度、光线、空气、湿度及时间等也可以严重影响药品的稳定性。因此，我们在储存与养护过程中，必须熟悉影响药品稳定性的内因和外因，根据其性质来控制外因和稳定内因，做好药品储存和养护工作。

一、影响药品稳定性的因素

（一）影响药品稳定性的内在因素

影响药品稳定性的内在因素除与药品的处方组成和生产工艺有关外，主要与药品本身的化学性质和物理性质有关，这些因素往往不单纯表现在一个方面，有时几个方面同时影响。

1. 影响药品化学稳定性的因素

（1）水解性：一些具有苷键、酯键或酰胺键等的药物及一些盐类药物在条件适宜的情况下，均能水解而引起药品变质。如青霉素、阿司匹林等。

（2）氧化性：一些具有氧化性的药物遇光易被还原而变质。如过氧化氢、硝酸银、呋喃西林等。

（3）还原性：一些具有还原性的药物易被空气中的氧或化学氧化剂所氧化。

（4）其他因素：药物的异构化、脱羧、聚合、碳酸化及霉变都可以影响药品的稳定性。上述因素往往同时存在，反应交错发生，相互伴随，相互促进。如维生素C在一定条件下可促使内酯环水解，并进一步发生脱羧反应生成糠醛，然后聚合呈色。

2. 影响药品物理稳定性的因素

（1）吸湿性：吸湿性是药物的重要特性。药物吸湿后可发生结块、胶黏、潮解、稀释，甚至霉变、分解变质等现象。如氯化钙易吸湿潮解，胃蛋白酶易吸湿霉变。

（2）风化性：许多含有结晶水的药物都易风化。例如芒硝（$Na_2SO_4 \cdot 10H_2O$）等。药物风化后，药效虽未改变，但因失水量不定，往往影响使用剂量的准确性。

（3）挥发性：一些沸点较低的药物成分在常温下就能变为气体扩散到空气中。如乙醇、挥发油等，它们在常温下即有很强的挥发性。

（4）升华性：有些固态药物不经过液态而直接变为气态，这种性质称为药物的升华性。例如碘、冰片、樟脑、薄荷脑、麝香草酚等均具有升华性。

（5）熔化性：某些药物在一定温度下即开始熔化。例如以香果脂或可可豆脂作基质的栓剂，在夏季往往由于库温过高而发生熔化。

（6）冻结性：某些以水或稀乙醇作溶剂的液体药物当温度过低时往往发生冰冻，导致体积膨胀而引起容器破裂。

（二）影响药品稳定性的外在因素

1. 温度　温度对储存药品的质量影响较大，温度过高或过低都可能导致药品变质失效，尤其是生物制品、脏器生化药物、抗生素及中药对温度的要求更严。这里所指的温度一般指仓库温度。

（1）温度过高：温度升高可以加快药物的化学反应或物理反应速度；利于害虫、霉菌的生长繁殖；使有挥发性的药物加速挥发造成损失；使含脂肪油较多的中药泛油；使含结晶水的药物风化；使某些易熔化的药品发生变软、熔化或粘连，从而影响药品的质量。

（2）温度过低：一般药品均宜储存于阴凉处，但温度过低也可以使一些药品产生沉淀、冻结、凝固，甚至变质失效，有的则使容器破裂而造成损失。

另外，药品本身的温度高低除受库温影响外，还可因受潮、受热和虫害等引起药品本身产热而使温度升高。

2. **湿度**　空气中水蒸气的含量称为湿度。湿度对药品质量的影响很大，湿度过大可以使药品吸湿而发生潮解、稀释、变形、水解、霉变，如氯化钙易潮解、单糖浆易稀释、胶囊易变形、阿司匹林易水解等；湿度过小又容易使某些药品风化或干裂，如芒硝易风化。

⊙ **案例分析**

案例：

药剂专业毕业的小张到社区医院工作，与护士小赵同住一个宿舍。俩人聊起工作时，小赵问小张为什么青霉素、环磷酰胺等要制成粉针剂，临用现配？小张从专业角度回答了小赵的问题。

分析：

青霉素的分子结构中含有β-内酰胺环，容易吸潮水解，最终生成青霉醛和D-青霉胺而失效；环磷酰胺具有环磷酰胺基，水溶液的稳定性差，易发生水解反应，失去抗肿瘤活性。故两者均宜制成粉针剂，临用前新鲜配制。

3. **空气**　空气的组成很复杂，其中对药品质量影响较大的是氧气和二氧化碳。氧气的化学性质很活泼，易使某些药物发生氧化反应而变质，如酚类、芳胺类、含不饱和碳链及吩噻嗪类药物等。此外，氧气有助燃性，还利于易燃药品的燃烧。空气中的二氧化碳可使某些药品发生碳酸化而变质，如磺胺类药物的钠盐。

4. **光线**　光线可以导致药品变色，许多药物遇光能加速其氧化过程，如苯酚、磺胺类、维生素C等；有些药物受光线作用后可发生分解，如过氧化氢溶液。

5. **时间**　有些药品因性质或效价不稳定，即使在适宜的储存条件下，也会因时间过久而变质失效。因此《中华人民共和国药典》对某些药品如抗生素等，根据其不稳定程度规定不同的有效期，要求在规定的期限内使用。

另外，微生物、昆虫、药品包装材料的选择等都可影响药品的稳定性。

由于制剂工艺的发展及现代科学技术新工艺的不断引入，新问题的产生也将会随之增多，影响药物及其制剂稳定性的因素也将会增加，所以扩大和加深对药品稳定性知识方面的认识，对搞好科学养护工作将会带来很大的益处。

二、药品养护工作流程

药品养护工作是药品仓储的一项常规工作，也是工作的中心内容。药品在库养护应贯彻"以防为主"的原则，确保药品在库储存期间的质量的同时，还要保证储存的安全，防止安全事故的发生，做好药品养护工作对保证药品质量、减少损失、促进药品流通有重要作用。

药品养护的各项工作内容都围绕保证药品质量为目标，其主要工作内容有：检查控制在库药品的储存条件、对药品进行定期质量检查、对发现的问题及时采取有效的处理措施等。药品养护的一般流程包括制定养护计划，确定重点养护品种，对在库药品进行检查与养护，最后做好养护记录并汇总，建立养护档案。药品养护程序如图5-5所示。

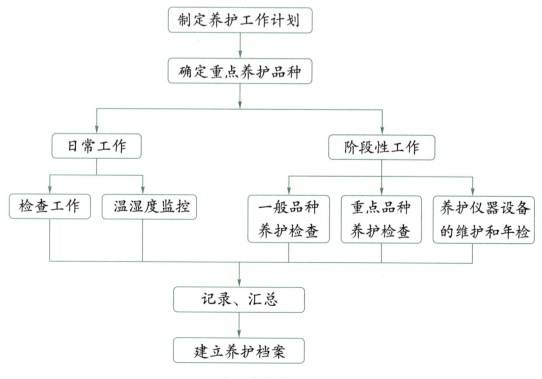

图5-5 药品在库养护工作流程图

药品养护工作的职责和分工

药品养护是一项综合性工作，涉及质量管理、仓储保管、业务经营等方面，按照工作性质及职责的不同，要求各相关岗位必须相互协调与配合，保证药品养护工作的有效开展。养护员的职责和分工如下：①质量管理人员负责对药品养护人员进行业务指导，审定药品养护工作计划，确定重点养护品种，对药品养护人员上报的质量问题进行分析并确定处理措施，对养护工作的开展情况实施监督考核；②仓储保管员负责对库存药品进行合理储存，对仓间温湿度等储存条件进行管理，按月填报"近效期药品催销报表"，协助养护人员实施药品养护的具体操作；③养护人员负责指导保管人员对药品进行合理储存，定期检查在库药品条件及库存药品质量，针对药品的储存特性采取科学有效的养护方法，定期汇总、分析和上报药品养护质量信息，负责验收养护储存仪器设备和管理工作，建立药品养护档案。

（一）制定养护计划，确定重点养护品种

1. **制定养护计划** 制定养护计划需根据企业的具体情况，通常为每年制定1次，目的为指导养护工作，使日常工作有规律地开展。制定时，根据上一年度的养护工作存在的问题和薄弱环节，突出重点，制定适合企业自身的养护计划。药品批发企业系统应当依据质量管理基础数据和养护制度，对库存药品按期自动生成养护工作计划，提示养护人员对库存药品进行有序、合理的养护。

2. **确定重点养护品种** 药品的储存质量受储存环境和药品性状的制约和影响，在实际工作中应根据经营药品的品种结构、药品储存条件的要求、自然环境的变化、监督管理的要求，在确保日常养护工作有效开展的基础上，将部分药品确定为重点养护品种，采取有针对性的养护方法。

重点养护品种的范围一般包括主营品种，首营品种，质量不稳定药品，特殊管理药品，冷藏、冷冻药品，蛋白同化制剂，肽类激素，效期12个月的品种，储存时间较长的品种，中药饮片，近期内发生过质量问题的品种，药监部门重点监控的品种及有温湿度、避光等特殊储存条件要求的品种。重点养护的具体品种应由养护组按年度制定及调整，报质量管理机构审核后实施。

一般养护品种每3个月（季度）检查1次；对重点养护品种，每月检查1次。在库药品进行养护检查后，应填写"药品养护检查记录"（表5-2），并建立"药品养护

档案"（表5-3），特别是重点养护品种的档案。

表5-2　××医药公司药品养护检查记录表

记录人：

序号	检查日期	品名	规格（型号）	数量	生产企业	生产批号	有效期至	存放地点	外观及包装质量情况	处理意见	备注

表5-3　××医药公司药品养护档案表

建档日期：　　　年　　月　　日　　　　　　　编号：

品名		规格		生产企业		有效期至	
别名		批准文号		地址		负责期	
外文名				注册商标		使用期	
用途				生产许可证号			
质量标准				检验项目			
性状储存要求				包装情况	内： 中： 外：　　　　体积：		

质量问题摘要	□□年 □□月 □□日	生产批号	质量问题	□□年 □□月 □□日	生产批号	质量问题

（二）在库药品的检查与养护

1. 检查的时间和方法　药品养护检查的时间和方法根据药品的性质及其变化规律，结合季节气候、储存环境和储存时间等因素来决定，一般分为以下3种。

（1）日常检查：由仓库保管员每日进行检查，一日2次，分别是上午（9：30—10：30）和下午（3：30—4：30）（表5-4）。

表5-4　××医药公司仓库温湿度记录表

仓库号及类型：_____　　适宜温度范围：___~___℃　　适宜相对湿度范围：35%~75%

年 月 日期	上午							下午						
	记录时间	气候	温度/℃	湿度/%	超标采取的控制措施	采取措施后		记录时间	气候	温度/℃	湿度/%	超标采取的控制措施	采取措施后	
						温度	湿度						温度	湿度
1														
2—29														
30														
31														
说明	1. 每日记录的时间范围为上午9：30—10：30，下午3：30—4：30。 2. 每日具体记录时间要填在记录时间栏内。 3. 此表从开始第1日起，记录人就应签名，如多人轮换记录应在表中设计记录人栏，每日均由实际记录人签名。													

（2）定期检查：即按月份、季度、半年、年终或是结算盘点等进行。

1）月份检查：对重点养护的品种、特殊药品类要重点进行检查，每月至少1次。零售企业对陈列药品每月应全面检查，并要建立月检查记录。

2）季度检查：采用"三三四"循检法，即每个季度的第1个月检查库存药品的30%、第2个月检查30%、第3个月检查40%，使库存药品每个季度能全面检查1次（月查季轮）。

（3）动态检查：一般是在汛期、梅雨季、高温、严寒或发现有药品变质倾向时，临时组织工作组进行全面或局部检查。

2. 检查的内容

（1）药库内的温湿度是否符合规定要求。

（2）药品储存条件及药品是否按库、区、排、号分类存放。

（3）货垛堆码、垛底衬垫、通道、墙距、货距等是否符合规定要求。

（4）药品的外观性状是否正常、包装有无损坏等。

（5）库房的防潮、防尘等安全养护措施。

（6）养护设备、仪器及计量器的运行情况。

在检查中要加强对质量不够稳定、出厂较久的药品及包装容易损坏和规定有效期的药品的检查和检验。

3. 检查的要求　对于库存药品的检查，要求常规检查及定期检查、员工检查与专职检查、重点检查与全面检查结合起来进行。一般品种按季度检查1次，特殊要求的药品则应酌情增加检查次数，并填写"库存药品养护检查记录"，要求查1个品种、规格记录1次。依次详细记录检查日期、药品存放货位、品名、规格、厂牌、批号、单位、数量、质量情况和处理意见等，做好详细记录，做到边检查、边整改，发现问题及时处理。

检查结束，还要对检查情况进行综合整理，写出质量小结，作为分析质量变化的依据和资料。同时，还要结合检查工作，不断总结经验，提高对库存药品的保管养护水平。

（三）做好养护记录，汇总并建立养护档案

养护人员应当按照养护计划对库存药品的外观、包装等质量状况进行检查，并建立养护记录。养护检查工作应有记录，包括养护检查记录、外观质量检查记录、养护仪器的使用记录及养护仪器的检查、维修、保养、计量检定记录。

按照GSP规定，药品养护人员应定期汇总、分析和上报养护检查、近效期或长时间储存的药品的质量信息，以便质量管理部门和业务部门及时、全面地掌握储存药品质量信息，合理调节库存药品的数量，保证经营药品符合质量要求。其中"药品养护检查情况汇总表"的内容包括药品养护档案表、养护记录、台账、检验报告书、查询函件、质量报表等。养护员每季度末，将分析汇总的药品养护检查记录、近效期药品或长时间储存的药品等质量信息上报，统计并分析储存养护过程中发现的质量问题的相关指标，如质量问题产生的原因、比率，进而提出养护工作改进的措施及目标。

对重点养护品种还要建立重点药品养护档案，从而保证药品养护质量信息系统的有效运行。药品养护档案是在一定的经营周期内对药品储存质量的稳定性进行连续观察与监控，总结养护经验，改进养护方法，积累技术资料的管理手段。药品养护档案的品种应根据业务经营活动的变化及时调整，一般应按年度调整确定。

> ◎ **证书考点**
>
> 1+X药品购销职业技能等级证书要求：养护人员对库存的药品，能根据药品检查情况建立养护记录。

三、冷链药品的养护管理

冷链药品无论是入库验收，还是在库养护都有严格的管理要求。当冷藏药品进入冷链系统进行养护保存时，要求对冷链药品进行重点养护，由专人负责保管。

（一）冷链药品存放要求

进入药库后，冷链药品应按药品品种、批号分类码放，并按照药品说明书规定的条件进行储存，贮存的冷藏药品要摆放整齐，冷藏药品与箱壁、冷藏药品与冷藏药品间应有1~2cm的间隙。没有标示具体温度的，应按照《中华人民共和国药典》的规定进行储存，防止因温湿度原因而发生药品变质。《中华人民共和国药典》规定，冷处应控制在2~10℃；储存药品的相对湿度为35%~75%。

（二）冷链药品养护问题的处置

冷链监控设备应有温湿度异常报警功能，保证24小时连续、自动的温湿度记录和监控，监控间隔时间设置不得超过30分钟/次，若温湿度超出规定范围应及时采取调整措施，并在1~2小时后再复查1次加以记录，出现问题设有专人及时处置，按要求做好温湿度超标报警处理和情况的记录。冷链监测数据可读取并存档，记录至少保存5年。而冷链药品养护记录应保存至超过冷藏药品有效期1年以备查，记录至少保留3年。

冷链药品的冻融现象

生物制品、血液制品、胰岛素类、疫苗及大部分靶向制剂和单克隆抗体只能储存在冷链规定温度的合适范围内，以尽可能地将温度对药品质量的影响减到最小。温度过低会出现药品被冻结而产生药品冻融（冻融是指由于温度降到0℃以下和升至0℃以上而产生冻结和融化的一种物理作用和现象），导致部分药品的性状发生变化，进而有可能使药品变性或失效。

（三）冷链设备的养护管理

冷链设备要经常进行保养，保持冷藏设备的清洁，做到无灰尘、无污迹。冰箱蒸发器的结霜厚度超过4mm时要及时化霜和除霜，长期停止使用时应将箱内外擦净，每周开机2小时；冷藏箱和冷藏背包使用过后应当擦净水迹，保持箱内干燥和清洁。若冷链设备出现异常或故障应及时报告，由专业人员进行检查和修理，非专业技术人员不得随便拆卸。同时每年应按规定对冷藏设备、冷链自动监控等设备进行校验，保持准确。

四、质量疑问药品的控制

药品养护工作中发现的问题一般包括技术操作、设施设备、药品质量等方面。养护员应对在库药品循环质量检查中发现的问题按《药品储存养护过程发现问题的处理办法》进行处理，内容如下。

1. 储存养护过程发现药品质量问题时，应悬挂黄色标志牌，暂停发货，并填写"药品质量复查通知单"（表5-5），通知质量管理部进行复查处理。

2. 质量管理部接到发现药品质量问题的通知后，派人员到仓储现场进行复查核实。

3. 经复查核实若不存在质量问题，则应摘除黄牌，恢复正常的发货出库。

4. 经复查核实若质量异常问题暂不能确定时，应抽样送药品检验机构进行内在质量检验，同时应对已销出药品进行质量追踪，签发药品停售通知单（表5-6），传真通知有关客户。

5. 经检验结果证实不存在质量问题后，应摘除黄牌，恢复正常的发货出库，并同时签发解除停售通知书，传真通知有关客户恢复销售（使用）。

6. 若经检验结果证实质量问题属实，则应按《不合格药品管理制度》对在库的该批号药品进行标识与处理。

7. 已销出的与该有问题药品相同批号的药品，应按规定追回并做好相关记录。

表5-5　××医药公司药品质量复查通知单

品名		规格		生产企业	
生产批号		数量		存放地点	
有效使用日期					
质量问题： 　　　　　　　　　　　　　　　养护员：　　　　年　　月　　日					
复检结果： 　　　　　　　　　　　　　质管部门：　　　　年　　月　　日					

表5-6　××医药公司药品停售通知单

年　　月　　日

品名	规格	生产企业	包装单位	数量	生产批号
检验情况			处理意见		
养护检查通知单号		通知日期			
有关单据日期号码		存放地点			

质管部门负责人：　　　　　　经手人：

注：一式四联：（1）存根；（2）仓库；（3）业务；（4）门市。

在质量检查中，还应注意有计划地抽样送检以下药品：

（1）易变质的药品（详见表5-7）。

（2）与不合格药品相邻批号的药品。

（3）储存2年以上的药品。

（4）近失效期的药品。

（5）厂方负责期药品。

（6）其他认为需要抽验的品种。

表5-7　易变质的药品

常见的变质现象	药物举例
易氧化	溴化物、碘化物、硫酸亚铁、叶酸等
易水解	硝酸甘油、阿司匹林、氨茶碱等
易吸湿	胃蛋白酶、淀粉酶、青霉素等
易风化	可待因、咖啡因等
易挥发	麻醉乙醚、乙醇、酊剂等
易升华	樟脑、薄荷脑、碘等
易融化	以香果脂、可可豆脂为基质的栓剂等
易冻结	鱼肝油乳、氢氧化铝凝胶等
易吸附	淀粉、药用炭、滑石粉等

五、药品的效期管理

（一）近效期药品的概念

1. 药品有效期在1年以上，距离失效期只有6个月的药品。

2. 药品有效期为1年以下（含1年），距有效期截止日期小于或等于1/2的有效期限的药品。

（二）近效期药品在库管理

首先，近效期药品在失效期前6个月，计算机系统自动生成"近效期药品报表"，自动预警提示，发送到业务部或填写"近效期药品催销报表"（表5-8），以催促销售。GSP明确要求，企业应当采用计算机系统对库存药品的有效期进行自动跟踪和控制，采取近效期预警及超过有效期自动锁定等措施，防止过期药品销售。

其次，养护人员要严格按照《在库药品养护管理制度》对近效期药品进行养护检查，要将近效期药品堆放在最明显处，并且挂近效期药品标示牌，按失效期先后次序分开存放。

表5-8　××医药公司近效期药品催销报表

仓库号：_____　　_____年___月___日

品名	规格	单位	数量	批号	有效期至	库型	货位号	生产企业
说明：本表填写一式四份，分别交业务、质管、主管领导各一份，仓库留存一份。								

近效期药品的储存特别要控制好温度和湿度，应严格按照规定的储存条件进行保管，以防止或延缓药品变质。要建立效期药品月报制度和设置专用卡片（表5-9、表5-10）。应严格掌握"先产先出"（先生产的批号先出库）及"近效期先出，近效期先用"的原则，调拨近效期的药品要加速运转，以免过期失效。到期的药品，根据《药品管理法》第九十八条的规定，作为劣药不得再使用。劣药等不合格药品的确认、报告、报损、销毁应有完善的手续和记录。

表5-9　近效期药品示意卡片

品名	
规格	
数量	
有效期至	
批号	
货位	

表5-10 近效期药品示意表

有效期至：_____年　　仓库：_____　　第____页

品名	1月	2月	3月	4月	5月	6月	7月	8月	9月	10月	11月	12月

说明
1. 在有效期截止的月份栏内打"√"即可。
2. 近效期药品均要填入该表。
3. 在有效期尚有1年时，每月开始填报催销报表。

六、养护仪器、设备及相关系统的管理

（一）一般养护仪器、设备的管理要求

为保证企业用于药品养护的仪器、设备、计量器具等能正常发挥作用，为养护工作提供物质保障，应对养护仪器设备进行科学的管理。

养护员负责对养护仪器设备的管理、维护和建档，做好"仪器设备的使用记录"。若仪器设备发生故障，及时与有关部门联系，进行检查维修，并在"仪器设备档案表"中记录。养护仪器、设备还应定期检定，以保证性能良好，清洁和维护由专人负责，并建立记录和档案。

（二）监测系统的验证管理和实施要求

验证是现代管理的重要手段，是保证各项设施设备及管理系统始终处于完好、适用状态的措施。药品储运验证是国际上通行并成熟应用的强制管理标准。

质量管理部门负责组织仓储等部门共同实施验证、校准相关设施设备的工作。按照国家有关规定，对计量器具、温湿度监测设备等定期进行校准或检定，特别是温湿度监测系统要进行使用前验证、定期验证及停用时间超过规定时限的验证。监测系统验证的项目至少包括：

1. 采集、传送、记录数据及报警功能的确认。
2. 监测设备的测量范围和准确度的确认。
3. 测点终端安装数量及位置的确认。
4. 监测系统与温湿度调控设施无联动状态的独立安全运行性能的确认。
5. 系统在断电、计算机关机状态下的应急性能的确认。

6. 防止用户修改、删除、反向导入数据等功能的确认。

根据GSP要求，企业应当根据相关验证管理制度，形成验证控制文件，包括验证方案、报告、评价、偏差处理和预防措施等。企业需制定实施验证的标准和验证操作规程。实施过程如下：

1. **实施前的准备**　在实施前的准备阶段，确定验证用的相关仪器仪表是否经过校准，所有校准仪器都要贴上标签以示校准状态。

2. **验证步骤**

（1）按年度制定验证计划：根据计划确定的范围、日程、项目，实施验证工作。

（2）建立并形成验证控制文件：在验证实施过程中，建立并形成验证控制文件，文件内容包括验证方案、标准、报告、评价、偏差处理和预防措施等。

1）验证方案：根据每项验证工作的具体内容及要求分别制定，包括验证的实施人员、对象、目标、测试项目、验证设备及监测系统描述、测点布置、时间控制、数据采集要求，以及实施验证的相关基础条件。

2）验证报告：验证完成后需出具验证报告，内容包括验证实施人员、验证过程中采集的数据汇总、各测试项目数据分析图表、验证现场实景照片、各测试项目结果分析、验证结果总体评价等，验证报告由质量负责人审核和批准，归入药品质量管理档案，并按规定保存。

根据验证结果对可能存在的影响药品质量安全的风险，为企业制定或修订质量管理体系文件，制定有效的预防措施。未经验证的设施、设备及监测系统，不得用于药品储运管理。

●⋯⋯ 项目小结 ⋯⋯

1. 药品养护管理主要是对库房温湿度的管理，根据气温及相对湿度的昼夜变化规律、季节变化规律适时调整库房的温湿度符合GSP要求。

2. 药品仓库温湿度监测系统主要由测点终端（探头）、管理主机、不间断电源及相关软件等组成，同时还配置显示温湿度的采集器，其本身具有数据存储功能。

3. 药品在库养护应贯彻"以防为主"的原则，首先要了解影响药品稳定性的因素，通过控制外因和稳定内因来保证药品质量。

4. 药品养护工作流程包括制定养护计划，确定重点养护品种，对在库药品进行检查与养护，加强药品效期的管理及质量疑问药品的控制，同时熟知养护仪器、设备及相关系统的管理，做好养护记录，汇总建立养护档案。

一、 填空题

1. 对药品储存温湿度环境进行不间断监测，应当至少每隔＿＿＿＿＿更新1次测点温湿度数据，至少每隔＿＿＿＿＿自动记录1次实时温湿度数据；当监测的温湿度值超出规定范围时，应当至少每隔＿＿＿＿＿记录1次实时温湿度数据。

2. 平面仓库面积在300m² 以下的，至少安装＿＿＿＿＿个测点终端；300m² 以上的，每增加300m² 至少增加＿＿＿＿＿个测点终端；层高8m以下的高架仓库或全自动立体仓库，每300m² 面积至少安装＿＿＿＿＿个测点终端，每增加300m² 至少增加＿＿＿＿＿个测点终端。

二、 简答题

1. 药品养护的工作实施过程包括哪些流程？

2. "三三四" 循检制度具体是指怎样的检查方式？

3. 药品仓库温湿度调控的具体措施有哪些？

三、 案例分析

背景资料：某医药公司仓库，养护员正在进行日常检查，检查过程中发现一件药品的外包装破损。

任务要求：

1. 进行常规在库检查。

（1）检查库内的温湿度是否符合规定要求。

（2）检查储存条件及药品是否符合分类存放。

（3）检查药品的外观性状是否正常、包装有无损坏。

2. 对质量疑问药品进行处理。

（1）发现质量疑问药品，如何处理？

（2）经过复查后若是不存在质量问题，如何处理？

（覃　琳）

实训七　药品养护检查

【实训目标】

1. 熟练掌握药品在库养护的工作流程和注意事项。

2. 正确填写相关工作记录的各种表单。

3. 能处置养护检查的情境问题，合理使用处置方法。

【实训准备】

1. **实训环境**　模拟药品库房（按常温库、阴凉库、冷库分区分类）、模拟区域（可以按货架划分）、三色牌（用以代表红、黄、绿区），情境设计中有质量问题的药品堆码陈列、货位号的编排。

2. **场景设置**　在药品库房按场景划分5个区域，分别为A区、B区、C区、D区和E区，每个区域随机设置1个问题，分别为药品质量问题、药品效期问题、药品储存条件问题、药库储存环境问题和药库温湿度问题。

3. **实训用物**　模拟用药品模型、温湿度计、黄牌、夹板、胸牌、各区域标识牌、桌椅、计算机、白板公告栏等。

4. **相关表格**　温湿度记录表、药品养护检查记录、药品质量复查通知单、暂停销售（使用）通知书、近效期药品催销报表（学生提前制作好）等。

5. **分组安排**　20人一大组，4人一小组。每个小组为1个养护小组，各小组随机抽取5个库区中的1个进行养护检查。

【实训内容】

1. **制定养护计划，确定重点养护品种**　各组成员运用所学的知识，将"药品养护品种分类表"（表5-11）中的20种药品按药品性能分为重点养护品种和一般养护品种，小组内讨论在表格的对应位置打"√"，完成养护品种分类表，张贴在公告栏中。

表5-11　药品养护品种分类表

序号	药品名称	有效期至	一般养护品种	重点养护品种
1	六味地黄丸	×××××××		
2	阿莫西林胶囊	×××××××		
3	胰岛素注射液	×××××××		
4	板蓝根颗粒	×××××××		

序号	药品名称	有效期至	一般养护品种	重点养护品种
5	盐酸哌替啶注射液	××××××		
6	阿司匹林肠溶片	××××××		
……	……	……		

养护小组：　　　组　　　　组长：　　　　　成员：

2. 日常养护检查　按照药品养护在库检查流程，对所抽取的库区进行养护检查，找出本区存在的主要问题，制定养护措施或问题药品处理措施。情境模拟完成所抽取的任务项目，按照工作流程完整演绎工作过程，并按照岗位需求扮演相关工作人员（如养护组长、养护员、保管员、质管部人员等）。

结合设计的问题，随机在5个不同的区域分别设定场景。

（1）药品外包装有污染，处置药品质量问题：现场挂黄牌告示，并在计算机系统同时锁定，填写"药品质量复查通知单"，通知质量管理部到现场进行复查处理。质量管理部复查结果证实不存在质量问题的，摘除黄牌，恢复发货出库；质量问题属实（必要时送药检部门检验），签发"暂停销售（使用）通知书"，通知保管员移至不合格药品区，按《不合格药品管理制度》处理并召回。

（2）药品临近效期，处置效期问题：通知保管员将近效期药品放置在显著位置并做标识牌提示，注意填写"近效期药品催销报表"。

（3）常温区放置要求避光、阴凉储存的药品，处置药品储存条件问题：通知质管部检查药品质量，若有质量问题的药品处置结果同前；若无质量问题，通知保管员将放错贮藏条件的药品移库，注意填写"药品移库报告单"。

（4）设置阴凉区窗帘未关闭，处置药库储存环境问题：首先将窗帘即刻关闭，并检查邻近窗户的药品有无质量问题，通知保管员注意检查药品储存环境。

（5）设置冷库温度临界8℃，处置药库温度问题：立刻将空调设备的温度调低，检查冷库大门关闭情况，等待温度下降，并通知保管员密切关注药库的温湿度。

3. 填写养护记录　根据情境模拟的问题处置完成情况，填写药品养护检查记录表（表5-2），交养护组长汇总、归档。

【实训评价】

满分100分，以小组为单位进行评议。

编号	检查项目	评分标准	分值	得分
1	仪表仪态	按要求着装，规范整洁，佩戴胸牌，精神饱满	5	
2	制定养护计划，确定重点养护品种	正确划分药品养护品种分类	20	
3		找出本区的主要问题	10	
4	进行日常养护检查	正确安排对应岗位的工作人员处置问题	5	
5		按流程规范完成养护问题的处置	15	
6		规范填写养护问题处置的表格	10	
7	填写养护记录	规范填报养护记录	10	
8		完成汇总、归档	5	
9		工作结束，认真清洁、整理工作现场	5	
10	实训态度	工作态度严谨、认真负责，法规意识、沟通意识、团队合作意识强	15	
		合计得分		

【注意事项】

1. 各小组应找出所在区的主要养护问题，依据相关法律法规，结合本项目的相关理论知识，正确处置问题。

2. 各项相关报表需提前制表。

（覃　琳）

项目六
药品出库、运输和配送

学习目标

知识目标:

- 掌握药品出库原则、出库流程及操作方法、冷链药品运输装车要求。
- 熟悉一般药品、冷链药品运输和配送的方式、操作流程及注意事项。
- 了解特殊药品和危险药品的运输。

能力目标:

- 能按工作流程要求完成出库和运输各项操作。
- 能对出库和运输中出现的异常情况进行判断并处理。

素质目标:

- 具有操守廉洁和诚实守信的职业道德准则和行为规范。
- 具有爱岗敬业、严谨认真、做事细心的工作态度。
- 具有合规的法律意识和良好的沟通合作意识。

情境导入

情境描述:

2020年,某医药集团因急需一批医疗物资,集团充分发挥物流网络覆盖优势,采取多个物流仓协同调配,建立了快捷配送机制,严格把好输出的商品质量关,各相关部门放弃休息,加班加点,坚守岗位。在出库环节,拣货员在加快拣货的过程中注意检查药品质量;在移交复核过程中,按搬运制度要求移至合格发货区,防止不合格的搬运行为影响药品和物资质量;复核员在复核过程中,严把药品质量关,保证出库药品质量完好,保障医疗物资的供应。

　　药品出库和运输活动是保证出库药品质量的不可缺少的环节。加强药品出库管理，严格按制度要求运输，是防止不合格药品进入市场的重要关卡。在紧急调拨这样的活动中，药品从业人员要本着救死扶伤的职业理念，充分发挥劳动精神、劳模精神，严谨规范、爱岗敬业、甘于奉献，突破常规的工作时限，24小时坚守岗位，及时保障医疗物资的供应。掌握药品出库和运输的基本知识，熟练进行相关操作是做好出库运输工作的前提。

任务 6-1　药品出库

　　药品出库业务是仓库根据计算机系统发出的出库（发货）指令，将库存药品发出的过程。它是仓储作业的最后一个环节，是防止不合格药品进入流通的重要一步。

一、药品出库要求和基本原则

（一）药品出库要求

　　1. 药品出库制度依据　企业建立的药品出库和运输质量管理文件应符合GSP及其附录的管理要求。

　　2. 药品出库制度内容　应按照规定的程序和标准对药品进行拣货、复核，核实销售，并建立拣货、复核和运输记录。对药品拣货、复核和配送过程中出现的不符合质量标准或疑似假劣药的情况，应当交由质量管理部门按照有关规定进行处理，必要时上报药品监督管理部门。

　　3. 药品出库操作要求　药品出库要严格按规章制度进行，目的是加强药品出库管理工作，确保药品出库的质量。

　　4. 药品配送操作要求　药品配送要严格按规章制度进行，目的是确保药品在运输过程中质量稳定。

（二）药品出库原则

药品出库必须遵循先产先出、近期先出和按批号发货的原则，先进先出、异变先出。

1. 先产先出原则　指库存同一药品，对先生产的批号先出库。同一品名、同一规格的药品在出库时应首先将生产日期在先的批号发出，这是因为缩短药品最终使用前的流通储存时间对于药品的质量保证管理和药库的经济管理都是有积极意义的。

2. 近期先出原则　因为药品有使用期限的规定，所以同一品名、规格的药品在出库时应首先将较接近有效期截止日期的批号发出，这是保障药品质量的重要条件。遵循近期先出的原则，就是要达到药品在接近有效期截止日期之前投入使用的目的。

对仓库来说，所谓"近失效期"，应包括给这些药品留有调运、供应和使用的时间，使其在失效之前进入市场并投入使用。

3. 按批号发货原则　按批号发货是指按照生产批号集中发货，尽量减少同一品种在同一笔发货中的批号数，这是药品实行批号管理的要求，以保证药品有可追踪性，便于药品的日后质量追踪。

4. 先进先出、易变先出原则　对于部分无批号要求、生产日期不确切、影响质量因素复杂且质量易于变化的中药材（中药饮片）等药品，应严格遵循"先进先出"的原则。某些药品虽然离失效期尚远，但因遭到意外事故不宜久贮时，则应根据质量的变化状态采取"易变先出"的原则，尽先调出，以免受到损失。

二、药品出库业务流程

药品出库业务包括核单、拣货、复核、出货、出库交接等环节。通过对出库药品的信息和质量状况进行核对，确保出库药品信息准确、质量合格，杜绝货单不符的药品及不合格药品出库，同时为运输和配送做好准备。具体流程如下（图6-1）。

（一）核单

核对单据是为了下一步拣货做好准备，是确定拣货的依据。根据发货形式的不同，主要有出库凭证核对和拣货单核对两种单据核对。

1. 出库凭证核对　该审核主要用于客户带业务部门开具的出库凭证自行到库提货的发货形式。对于来库自提的客户，凭出库单（提货单）即可完成发货，即保管员对用户所持的出库凭证（提货单）审核。主要检查内容有与付货仓库的名称是否相符；与提货单的样式是否相符；印鉴（货主的调拨章、财务章）是否齐全；货物编号、药品名称、规格、批号、生产厂家、应发数量、单位有无差错、涂改；开票日期是否符

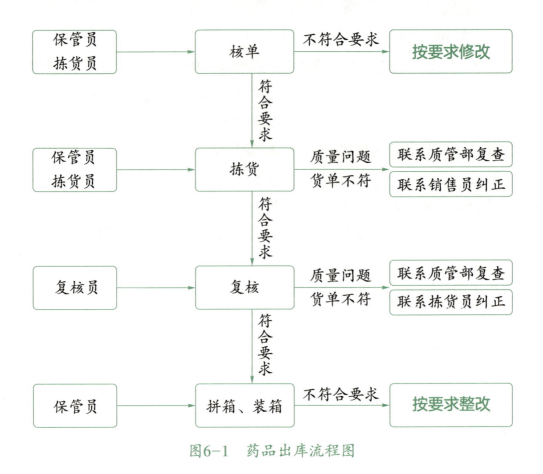

图6-1　药品出库流程图

合要求、是否逾期。以上内容有1项不符，仓库有权拒绝发货，待原开证单位（货主）更正并盖章后，才可继续发货。

❓ **课堂问答**

要对出库凭证（提货单）审核的是哪类客户？由谁完成审核？

2. 拣货单核对　拣货单核对则是对于仓库运输部门统一配送的发货形式，即保管员登录计算机管理系统，打印出单，对将要拣的货物单据进行核对，准备开始拣货。具体操作如下。

（1）确定拣货责任人：储运部经理进入库房允许配货界面，根据药品销售发货单选择优先配货购货单位，在进入库房配货准备界面点击生成药品拣货单，确定拣货责任人。

（2）打印拣货单：拣货责任人登录进入库房允许配货界面，自动生成并打印药品拣货单（表6-1），为下一步拣货做好准备。拣货单的形成基于销售单，可由计算机系统自动生成，其信息应与销售单相符。如有不符，（货主）更正并盖章后，才可继续发货。

课堂问答

拣货单核对适用于哪种发货形式？拣货单的内容应与哪个单据一致？由谁完成审核？

知识链接

药品拣货单

目前不同的企业开具"药品拣货单"的方法不一，有的单独开具，有的与销售票据做成"一单多联"的格式。单独开具的其名称应为"药品拣货单"；"一单多联"的，其中"一联"的名称应为"药品拣货单"。

表6-1　××××医药有限公司药品拣货单

购货单位：××大药店　　　开票日期：2021年9月××日　　　编号：2021000××

品名	规格	生产厂家	批准文号	单位	数量	单价/元	进价/元	货位	批号	有效期至	备注
香砂平胃颗粒	10g×10袋	昆明××药厂	国药准字Z5302××××	盒	300	21.00	19.80	A-103-57	202109887	2024年8月	

总计：6 300.00　　　大写：陆仟叁佰元整

销售：张××　　　制单：赵××　　　拣货：　　　复核：　　　配送：

（二）拣货

拣货又称备货、配货，是按出库凭证所列的内容进行拣出药品的操作过程。根据拣货单完成对其指定药品的配备，保证所出库药品的信息与销售记录相符，对所备货的药品质量进行初检。

1. 拣货方法　根据拣货方式不同，常用的拣货方法分为单一拣选、批量拣选和复合拣选。

（1）单一拣选：单一拣选又称为摘果实法拣选，以一张出库单（供货单）为单位，每张出库单（供货单）拣货1次，操作方法简单。常见的方式为单人拣取、分区接力拣取、分区汇总拣取，拣货后不需要按单分装的过程，延迟时间短。单一拣选是传统的拣货方式，准确度较高，很少发生货差，而且机动灵活，适用于用户不稳定、波动较大、用户需求种类不多、用户之间的需求差异较大、配送时间要求不一的情况。缺点是药品种类多时拣货行走路径较长；出现拣货数量错误的情况不易自查，同一品种多次拣货后如出现数量差错，不易锁定出错的拣货单位。

（2）批量拣选：批量拣选又称播种法拣选，将多张出库单（供货单）集中统计，汇总成一批，再将各订单相同的药品订购数量加起来，一起拣选处理。批量拣选常见的分批方式为按拣货单位分批、按配送区域路径分批、按流通加工需求分批、按车辆需求分批。此种方法的优点是有利于拣选路线的规划，减少不必要的重复行走，计划性较强；缺点是规划难度较大，容易发生错误，拿到所有出库单后才能统一处理，有一定的延迟性。此法适用于用户稳定而且用户数量较多的专业性配送中心。

（3）复合拣选：为克服单一拣选和批量拣选方式的缺点，配送中心可以采取单一拣选和批量拣选组合起来的复合拣选方式。复合拣选是根据订单的品种、数量及出库频率，确定哪些订单适应于单一拣选、哪些适应于批量拣选，分别采取不同的拣货方式。

2. 拣货操作　无论采用哪种拣选方式进行拣货，都要完成如下主要备货步骤。

（1）定位药品：拣货员领取拣货任务或者将编号物流箱置于传送带上，进入拣货程序，依据药品拣货单的信息，到达药品的相应储存区，定位药品。

（2）核对信息：拣货员核对药品与拣货单的信息，核对所拣品种与药品拣货单上的内容是否相符，主要包括日期、购货单位、药品名称、规格、单位、数量、生产企业、产品批号、有效期至、件数、零数、批准文号、货位、开票人。如不符，不得发货。

（3）初检药品质量：检查所拣药品的外包装、效期等内容（图6-2）。其中外包装要完好，无污染，干燥；药品不能超过有效期；并确定为质量合格的药品，具体内容可参照复核中药品的质量要求。如具体企业有相关制度要求，应按企业制度进行检查。保管员在药品拣货和检查过程中发现不合格药品应在计算机系统内锁定，并联系养护员及质量管理部进行处理。

（4）问题处理：如果拣货时发现问题，需要修改

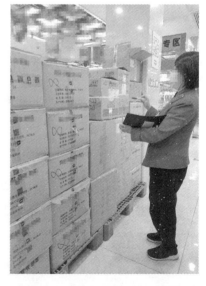

图6-2　检查药品工作场景

单据，储运部按销售流程进行回退后电话通知销售部，开票员根据储运部告知的单据ID号来确定回退的单据，点击"回退确定"，该单据使用状态由正式变为临时，可做撤单或修改内容的处理。

（5）**移交复核**：药品必须由复核员进行药品复核检查后方可出库。拣货员拣货完成后，进入拣货完工界面，检查无误后，在拣货单上签字。将拣选完成的药品按搬运制度要求移至发货区，与药品拣货单一并交由复核员进行药品出库复核（图6-3）。必要时在药品拣货单上注明实际发货数量。

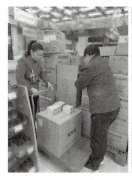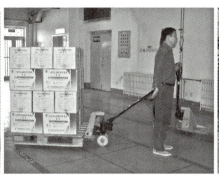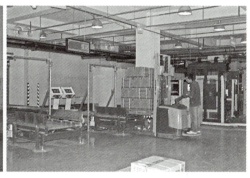

图6-3　按要求搬运药品工作场景

（6）**清场**：零货拣选作业区域和设备的定期检查、清洁（图6-4）和维护应当由专人负责，并建立记录和档案。

3. 冷链药品的特殊要求　冷链药品要求药品生产企业、经营企业、物流企业和使用单位都要采用专用设施，使药品从生产企业成品库到使用单位药品库的温度始终控制在规定范围内。**冷库按照实际经营需要，合理划分出包装物料**

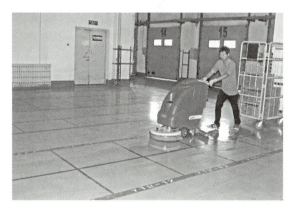

图6-4　作业区清洁工作场景

预冷、装箱发货、待处理药品存放等区域，并有明显标识，拆零、装箱、发货等作业活动应当在冷库内完成。

❓ **课堂问答**

某医药公司计划为医院配送100盒精蛋白锌胰岛素注射液，因这家医院同时还需购进其他常温储存的药品，你作为公司的拣货员是否可以将拣出的这100盒精蛋白锌胰岛素注射液与其他药品一起放置在复核区内复核？

冷链药品拣货单（表6-2）要注明储存条件。移交复核前，要检查复核区的温湿度是否符合要求；如不符合要求，应先行调整，至温湿度符合冷链药品的储存要求，再将待复核的冷链药品放置在复核区内移交复核。

表6-2　×××× 医药有限公司冷链药品拣货单

购货单位：×× 大药店　　开票日期：2021年9月×× 日　　编号：20211000××

品名	规格	生产厂家	剂型	单位	数量	单价	货位	批号	有效期至	储存条件	备注
注射用尿激酶	5万U/mg	上海××药厂	注射剂	盒	10	320.00	L-125-1	202108××	2023年7月	10℃以下	

销售：王××　　　制单：刘××　　　拣货：　　　　复核：

❓ 课堂问答

某工作场景中，在备货一批破伤风抗毒素时，仓库保管员小刘在查看冷藏药品复核区的温湿度时发现复核区的温度为10℃，于是小刘暂停将药品移入复核区的工作，通知养护人员进行温度的调整，至温度达到8℃以下的合格温度后，将备好的药品移至复核区内移交复核。仓库保管员小刘做得对吗？说说你的根据。

4. 报损出库（含抽检、取样情况）　保管员依据销毁处理单据或者抽检单据核对信息并拣货，所要核对的药品信息包括药品通用名称、规格、生产厂家、批号、有效期、数量等。

（三）复核

复核是按发货凭证对药品实物进行质量检查和数量、项目的核对。通过严格复核有效期等项目，保证出库药品的数量准确、质量合格。执行企业制定的药品出库工作有关规定，落实药品的出库复核工作；出库复核中发现质量有问题的药品，应立即暂停发货，并设置标识，及时通知质量管理部复查处理。复核员接到"复核通知"后应尽快进行药品复核。

1. **核对拣货单与药品信息** 复核员在计算机系统调出药品复核专用界面，依据药品拣货单和实物，进行出库药品信息复核；或者直接依据打印的拣货单信息复核药品。如有发货清单或配送凭证，也应逐一认真仔细核对相关信息。复核项目应包括购货单位、品名、剂型、规格、数量、生产厂商、批号、生产日期、有效期至、发货日期等项目，对于信息相符的进入下一步检查，对于信息不符的通知拣货员纠正处理。

2. **复核药品** 药品复核应依据《中华人民共和国药典》及合同规定的质量条款进行，《中华人民共和国药典》未收载的品种可按局颁标准及各省、自治区、直辖市所制定的标准执行，严格执行《药品管理法》、GSP及相关法律法规。复核员按照规定对复核的药品进行分类处理，有如下两种情况。

（1）复核合格：复核员经检查比对药品合格的即可进入下一环节，完成装箱。合格药品标准包括包装内不能有异常响动和液体渗漏；包装无破损；未出现外包装破损、封口不牢、衬垫不实、封条损坏等现象；药品大包装应牢实、无破损、无变形、无污染、封口完好；标识无污染、模糊不清或脱落现象；标识内容与实物相符；不能超出有效期。具体情况还要依据企业制度要求，符合企业自定的高于GSP的标准。无其他可能异常情况，包括变质、虫蛀、鼠咬及淘汰药品；内包装破损的药品；怀疑质量发生变化，未出检验报告加以确认的药品；有质量变化，未经质量管理部门明确质量状况的品种；有退货通知或药检部门通知暂停销售的药品；药品停售通知或药监部门通知暂停使用的品种。

（2）复核不合格：检查过程中，如发现有1条不符合合格药品标准的，即定为问题药品。复核员对问题药品要进行处理，在计算机系统内确认执行锁定该品种，放置暂停销售的黄牌，问题药品不得出库，应立即停止发货，同时填写"药品质量复检通知单"（表6-3），报质量管理员确认，并报告质量管理部门处理。经质管部门检查后，如确认为不合格药品，则填写"药品停售通知单"（表6-4），将药品移入不合格品区。

特殊管理药品的出库应当按照有关规定进行复核。麻醉药品、第一类精神药品、医疗用毒性药品应建立双人核对、双人签字制度。

表6-3　××医药公司药品质量复检通知单

编号：

药品通用名称		剂型		规格	
生产厂家		产品批号			
有效期至		数量		货位	
购进日期		供货单位			
复查原因： 　　　　　　　　　　　　　请检人员（签名）：　　　　　　　年　　月　　日					
质量复查结论： 　　　　　　　　　　　　　质量管理部门：　　　　　　　　　年　　月　　日					

表6-4　××医药有限公司药品停售通知单

编号：

药品通用名称		规格	
药品商品名称		生产厂家	
批号		有效期至	
停售原因		经手人	
质量管理员意见： 　　　　　　　　　　　质量管理员：　　　　　　　　　年　　月　　日			

3. **扫码上传**　复核员通过扫码的方式，边复核边进行扫码。扫码是为了采集信息辅助对货、票信息进行核验，通过使用手持终端（HHT）进行数据录入。HHT是一种利用射频技术的识别工具，能对信息进行传输和存储数据。根据发货的药品情况，有拆零药品和整件药品，分别要求不同，对拆零药品应对拆零小包装逐盒扫码，对整件药品则扫码最外层大包装。

通过扫码将药品信息上传，扫码上传也称核销，要求企业在药品出库时，扫描采集出库药品包装上的追溯码，操作是通过打开App，点击"核销出库"，选择好"往来单位"，然后扫描药盒或药箱上的药品追溯码（图6-5），数据会自动传至计算机端的"码上放心"客户端上，确认正确后，点击底部的上传按钮，即可完成扫码上传操作。如有漏扫、错扫，系统会自动提示，及时纠正。对未按规定加印或加贴追溯码，或者追溯码印刷不符合规定要求造成扫描设备无法识别的，追溯码信息与药品包装信息不符的，不应出库配货，应联系质量管理部门处理，未得到确认之前不得出库配货，必要时向当地药品监督管理部门报告。

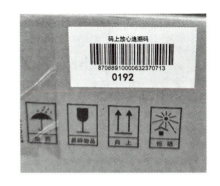

图6-5　药品追溯码

🔗 **知识链接** ·········

药品追溯码的"前世今生"

药品追溯是通过药品电子监管系统，对药品的生产和流通环节进行全程监管，出现问题就可以进行责任追溯的系统。通过追溯系统可以方便地查询药品真伪，对药品问题可以第一时间追溯到源头。药品追溯体系是药品质量管理体系的重要组成部分。

建立药品追溯体系是大势所趋，离开"扫码"，药品流通环节的监管就是一句空话。药品追溯要做到来源可查、去向可追、责任可究，确保群众的用药安全。

4. 复核记录　药品出库应做好药品出库复核记录，以保证出库药品的质量和快速、准确地进行质量跟踪。复核、扫码无误的，复核员在计算机系统中确认，由计算机系统自动生成复核记录，并同时减库存，生成当前保管账库存记录；复核记录签名应为复核人员通过计算机操作密码登录操作后的电子签名；计算机系统中复核记录应符合GSP规定的项目要求及相关附录要求。药品出库复核应当建立记录，包括购货单位、药品通用名称、剂型、规格、数量、批号、有效期至、生产厂商、出库日期、质量状况和复核人员等内容。

❓ **课堂问答** ───────

B医药有限公司的储运部人员需要根据工作要求进行复核，如果你是复核员，根据工作步骤，说出你的处理方法。

（四）出货

完成对药品的复核后，根据药品发货的情况，对拆零药品要进行进一步拼箱，拼箱后以整件包装出货；而未拆封的整件药品出货则按要求复核扫码完成后，码放出货。

1. 拆零药品出货　拆零药品出货时需要拼箱处理。

（1）**药品拼箱**：又称合箱，指将不同批号的同一药品合装为一箱，合箱的外部应标明全部批号（只限2个批号）。**拼箱发货**是指发货时将不同零货（指拆除了用于运输、储藏包装的药品）或拆零药品（为了销售，将最小包装拆分的药品）集中拼装至同一包装箱内，并对拼装箱药品明确标识，如装箱单或出库单。拆零品种复核后，复核员对所复核的药品进行确认后系统自动提示拼箱情况，录入拼箱件数和拼袋个数，打印出拼箱明细单，贴于装有药品的袋或箱外的明显位置。

（2）**拼箱原则**：尚未有系统自动提示拼箱情况的拼箱，可参考下列原则进行拼箱。

1）不能拼箱的情况：药品与非药品，特殊药品与普通药品，冷藏、冷冻药品与其他药品，液体药品与固体药品不能拼箱。

2）多品种拼箱：若为多个品种，应尽量分剂型进行拼箱。

3）多剂型拼箱：若为多个剂型，应尽量按剂型的物理状态进行拼箱。

4）拼箱次序：尽量将同一品种的不同批号或不同规格的药品拼装于同一箱内。

5）单独装箱：易串味的药品应尽量单独装箱，若需拼箱应采取密封措施。

> **课堂问答**
>
> 某医药公司准备向某医院发送一批药品，其中有拆零药品六味地黄丸、双黄连口服液和注射用尿激酶，3种药品的数量正好可以装入同一周转箱内，能否经过适当包装将这3种药品放入同一周转箱内，为什么？应如何装箱，并有效包装？

（3）**拼箱注意事项**：拼箱时应注意如下几项要求。

1）拼箱标签：拼箱药品的包装完好无损，贴有拼箱标签（图6-6），拼箱外面不得出现其他字迹和标识。使用其他药品包装箱为拆零药品的代用箱时，应将代用箱的原标签内容覆盖或涂改。代用包装是指专用的包装纸箱、标准周转箱或重复使用的其他包装纸箱。当使用重复使用的其他包装纸箱的代用包装箱时，应当加贴可明显识别的药品拼箱标志，以防止代用包装原有标志内容造成误导和错判。

2）拼箱装箱单：拆零药品应逐批号核对无误后，由复核等相关人员进行拼箱加封，并填写"拆零拼箱记录表"，也称装箱清单，放置在拼箱内。

3）拼箱存放要求：拼箱药品可以存放在待发区，并积极组织车辆运给客户，因为待发区没有合格品库的条件好，及时运输才能保证药品质量不受温湿度、时间、日光等的影响。

4）冷藏、冷冻药品拼箱：冷藏、冷冻药品的装箱、装车等项作业应当由专人负责，并在冷藏环境下完成冷藏、冷冻药品的装箱、封箱工作。

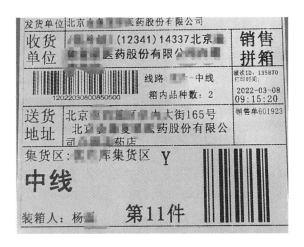

图6-6　拼箱标签

2. 整件药品出货　整件药品出货的包装应符合如下要求。

（1）包装要便于运输：出库药品的包装必须完整，以保证药品质量和运输安全，凡包装破损、污染的药品须及时整理、调换，切实保证出库药品包装良好、牢固。

（2）包装要无污染：箱内衬垫物如纸条、隔板等均应清洁干燥，无霉变、虫蛀、鼠咬等现象。药品配装须准确无误，并附有装箱单。

（3）包装单位设定：药品每件包装的体积和重量应力求标准化，不应过大或过重，以便装卸和堆码。

（4）包装标签：用于运输的包装标签，至少应当注明药品通用名称、规格、贮藏、生产日期、产品批号、有效期至、批准文号、生产企业，也可以根据需要注明包装数量、运输注意事项或者其他标记等必要的内容。

（5）包装标识：所发药品的包装上应加写鲜明的"标识"，注明收货单位，必要时还应注明"小心轻放""不要倒置""防潮""防热"等字样。有特殊携带要求的药品，须向提货人讲明注意事项、携带方法，确保药品和人身安全。

（6）拼箱标志：药品拼箱发货的代用包装箱应当有醒目的拼箱标志。

（7）特殊药品包装：特殊管理药品应分别包装，并在外包装上注有明显的标识；危险药品包装应符合危险货物包装表的规定及品名表中的特殊要求，箱外有危险货物包装标志。

（8）危险品包装：危险品必须按不同性质分开包装，特别是性质相抵触、混合后能引起燃烧爆炸的，应单独包装，并在外包装上注明或贴上危险品标识，以引起运输时的注意。

（9）易冻药品包装：对易冻结的药品，必要时应加防寒包装，外包装上应有"防寒"标识。

3. 清场　用于复核、拼箱、包装的作业区域和设备应定期检查、清洁和维护，应当由专人负责，并建立记录和档案。

（五）出库交接

对完成复核的药品，应当由储运部门办理与运输的交接手续，并减掉相应库存。出库交接包括随货同行资料及药品的交接。

1. 随货同行资料交接　保管员与运输员依据配送单认真交接各种随货同行资料，包括发票原件及发票签收单、同批号药品检验报告书并加盖企业质量管理专用章原印章、随货同行单加盖企业药品出库专用章原印章（见图6-7，彩图6-7）、进口药品注册证、医药产品注册证（2019年12月1日以后注册的为药品注册证书）等。原印章是指企业在购销活动中，为证明企业身份在相关文件或者凭证上加盖的企业公章、发票专用章、质量管理专用章、药品出库专用章的原始印记。

××医药有限公司随货同行单

商品全称	生产厂商	单位	数量	规格	剂型	批号	有效期至	单价	金额	批准文号	质量
利巴韦林颗粒	××制药有限公司	盒	15	50mg×18d	颗粒剂	210319	2023-02	4.80	72.00	国药准字 H20210035	合格
盐酸二氧丙嗪片	××有限责任公司	瓶	15	5mg×100片	片剂	210102	2023-11	5.90	88.50	国药准字 H20200232	合格
氯芬黄敏片	××集团	盒	20	15mg×48片	片剂	210707	2023-06	8.90	178.00	国药准字 H20203003	合格
					该文件仅供教学使用					出库专用章	
本页小计	￥338.50										
合计	金额大写：叁佰叁拾捌元伍角										

收货单位：××××　　　日期：2021-12-21 09:12:45　挂账　编号：××××

图6-7　加盖原印章的随货同行单

2. 交接药品　运输员应仔细核对药品品名、规格，清点数量，查看包装是否完好、封箱是否牢固、有无异样。严禁包装有破损或包装未封口的药品出库。

3. 确认签字　运输员经查无误、确保单货相符后，在配送单上签章确认。

4. 直调药品　直调药品出库时，由供货单位开具两份随货同行单（票），分别发往直调企业和购货单位。随货同行单（票）应当包括供货单位、生产厂商、药品通用名称、剂型、规格、批号、数量、收货单位、收货地址、发货日期等内容，并加盖供货单位药品出库专用章原印章，同时标明直调企业名称。

任务 6-2　一般药品运输和配送

药品运输是用专用运输设备将药品从一个地点向另一个地点运送。药品配送是在经济合理区域范围内，根据客户需求，将药品按时送达指定地点的物流活动。药品运输和配送应该遵照国家有关药品运输和配送的相关规定，规范运输和配送行为，确保运输和配送期间的药品质量，及时安全将药品送达目的地。

一、药品运输和配送方式

（一）药品运输方式

运输方式的选择关系到药品运输工作的质量、成本和时间。运输方式主要有铁路、水路、公路和航空。

铁路运输的特点是量大，运行速度快，运输连续性强，运输管理高度集中，运期比较准确，运费比公路、航空运输低廉，适合批量大、路程远的运输。

水路运输的特点是运费低廉，载运量大；不足之处是运输速度慢，药品在途时间长，资金周转慢。

公路运输的特点是机动灵活，装卸方便，运输迅速，便于门对门的运输，减少药品流转，减少装卸操作。但是公路运输的装载容量较少，燃料消耗大，运费价格高，不宜用于大批量的长途运输。

航空运输的特点是成本更高，只适合在特殊情况下对贵重商品，抢救、抢险、救灾或政府指令的物品的运输。

 课堂问答

请说说在什么情况下选用公路运输是适合的运输方式？

（二）药品配送形式

1. **定时配送**　定时配送是一种按照固定时间间隔配送的服务。一般药品采用"日配"或"小时配"的方式，原则是从接受订单到送达不超过24小时。

2. **准时配送**　准时配送是按照客户规定的时间，双方协议配送的服务。通常准时配送不随意改动配送时间，配送品种也不轻易改变。

3. **定时、定路线配送**　定时、定路线配送是指配送的车辆每天按照固定的行车路线、固定的时间进行的配送服务。这种药品配送形式的服务对象一般是在繁华、交通拥挤路段商业区的药店或医院。

4. 共同配送　共同配送是指在一定合理区域范围内，为使物流合理化，由若干个定期需求的货主共同要求某一配送企业利用同一运输系统来完成配送的服务。

二、一般药品运输和配送流程

药品运输和配送过程是由专门的运输和配送人员完成的。药品运输和配送流程（图6-8）如下。

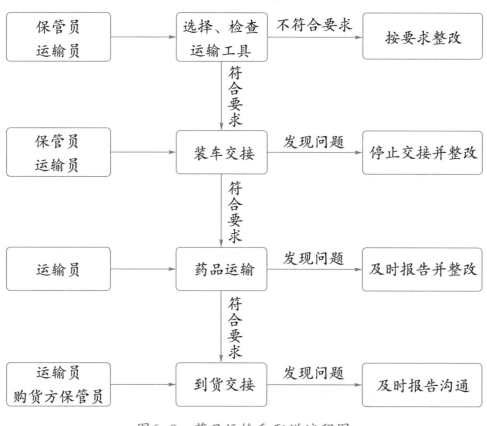

图6-8　药品运输和配送流程图

（一）运输工具准备

1. 选择运输工具　运输药品应当根据药品的包装、质量特性并针对车况、道路、天气等因素，选用适宜的运输工具，采取相应的措施防止出现破损、污染等问题。企业运输冷藏、冷冻药品，应当根据药品数量、运输距离、运输时间、温度要求、外界温度等情况，按照事先验证过的方法，选择适宜的运输工具和温控方式，确保运输过程的温度符合要求。

2. 检查运输工具　发运药品时，应当检查运输工具，运输药品应当使用封闭式货物运输工具。运输车辆应在运输药品过程中保持密闭，禁止敞篷运输。车厢整体封闭、结构牢固，车内有温度调节设备，车门严密可锁闭，可有效防尘、防雨、防遗失。发现车况不符合规定的，不得发运。

根据药品的储存温度要求，在运输过程中采取必要的调温措施，一般情况保持温度在10~30℃，有需阴凉处储存的药品保持温度在20℃以下。

🔗 知识链接 ···

委托运输的要求

对于委托运输的，注意符合以下要求。

1. 查验被委托方资质　药品的运输委托其他药品运输单位完成，委托方应当对承运方（即被委托方）运输药品的质量保障能力进行审计，索取运输车辆的相关资料，符合GSP运输设施设备条件和要求的方可委托。由质量管理部门完成对被委托运输的承运方运输条件和质量保障能力的审查。

2. 与被委托方签订运输协议　委托运输药品前，应当与承运方签订运输协议，明确药品质量责任、遵守运输操作规程和在途时限等内容。

3. 委托监管　委托运输的，应当要求并监督承运方严格履行委托运输协议，按照验证确定的温控时限，选择适宜的运输方式，在规定的时限内将药品运达目的地，防止因在途时间过长影响药品质量。应当采取运输安全管理措施，防止在运输过程中发生药品盗抢、遗失、调换等事故。

4. 做好运输记录　委托运输药品应当有记录，实现运输过程的质量追溯。记录至少包括发货时间、发货地址、收货单位、收货地址、货单号、药品件数、运输方式、委托经办人、承运单位，采用车辆运输的还应当载明车牌号，并留存驾驶人员的驾驶证复印件，记录应当至少保存5年。

（二）药品搬运装卸

药品装车时，运输员应按单逐一复核，做到单货相符。发运前，运输员依据随货同行单，对运输的药品当面一一核实收货单位、药品件数等内容，确认清楚方可运输。

1. 发运员按单装车　发运员应按装车单、销售随货单核对所送药品的品名、数量及所送药品的相关资料（如质量证明文件、随货同行单等），确保没有遗漏或差错。

2. 严格按照外包装图示装卸作业　药品装卸时，禁止在阳光下停留时间过长或下雨时无遮盖放置。搬运、装卸药品应严格按照外包装标明的图示要求作业，搬运、装卸药品要轻拿轻放，保证药品安全。应针对药品的包装条件和具体情况，采取相应措施，防止药品破损和混淆。另外装货前还应检查运输车厢内是否干燥，没有尘埃、油污等，否则不得装车。

3. 装车药品码放要求　装运药品应标识清晰、包装牢固、数量准确，已开箱的药品应封口。仔细检查药品外包装，不得倒置，特别是液体类药品必须直立正放。药品装卸时应当重品在下、轻品在上，装车后堆码整齐、捆扎牢固、摆放整齐、宽松有度，避免挤压，防止药品撞击、倾倒。

4. 发现问题及时处理　当发现药品外包装内有异常响动、外包装出现破损、封口不牢、包装标识模糊不清或脱落及超出有效期的，应及时停止发货。

5. 按包装和道路情况配装　发运药品应严格按药品的包装条件和道路情况配装。

6. 根据药品的理化特性配装　根据药品的理化特性配装运输药品，汽车运输应覆盖严密、捆扎牢固，防止破损、污染和混淆事故发生。

7. 确保装卸药品安全　实施文明装卸，防止药品撞击、拖拉和倾倒，确保药品安全。

8. 药品运输的外包装标志清晰　药品的包装应粘贴标签，注明收货单位。各种药品包装上的运输标志应符合国家"运输包装指示标志"标准规定。包装标志必须清晰、粘贴牢固，不应因潮湿而造成模糊不清或脱落。

（三）运输交接

1. 运输过程　发运药品时，应当检查运输工具，发现运输条件不符合规定的不得发运，运输药品过程中运载工具应当保持密闭。

运输员须谨慎驾驶，避免产生使药品损坏的不安全因素。运输药品应针对运送药品的包装条件、质量特性及车况、运输道路状况、天气等因素，采取必要措施，防止药品破损、污染等问题。

根据药品的温度控制要求，在运输过程中采取必要的调温措施，一般情况保持温度在10~30℃，有需阴凉处储存的药品保持温度在20℃以下。如果温度不符合规定，开启车内的空调调控温度至规定范围。

已装车的药品应当及时发运并尽快送达，运输员负责运输药品送至收货单位。特殊管理药品的运输应当符合国家有关规定。

....

维护运输安全

采取运输安全管理措施,如采取封闭式运输工具、加锁、专人押运等,防止在运输过程中发生药品盗抢、遗失、调换等事故,在运输途中发生质量或数量问题由运输员负责。在运输途中如发生被盗、被抢、丢失的,立即报告当地公安机关,并通知收货单位,收货单位应立即报告当地药品监督管理部门。运输药品过程中应避免不合理的停留,保证在合理的运输时限内安全送达。

2. 到达并交接　货到后,运输员应将药品及随货同行资料一并交予客户,当面清点并签收,盖收货专用章。交接时药品如有异样,运输员应及时与仓库联系,查清事实,写清经过,双方签字作证。

3. 返回交接　运输员应将当天客户反馈的收货信息及时转达给保管员,以便保管员能及时维护运输记录,实际反映客户收货的日期。

....

特殊交接情况处理

对客户拒收或当天未及时送到的药品,运输员必须在返回当天与出库复核员交接,必要时请验收员对退库药品进行质量验收,按《销售退回购进退出药品操作规程》执行。对业务部通知要求退货的药品,发运输员从客户处收到货后应在当天返回后与保管员办理交接手续,按《销售退回购进退出药品操作规程》执行。

三、运输和配送注意事项

1. 做好运输记录　根据GSP要求,应当建立药品运输温度监测相关记录,做到真实、完整、准确、有效和可追溯。

书面记录及凭证应当及时填写,并做到字迹清晰,不得随意涂改,不得撕毁。更改记录的,应当注明理由、日期并签名,保持原有信息清晰可辨。记录及凭证应当至少保存5年。疫苗、特殊管理药品的记录及凭证按相关规定保存。

2. 做好运输设备维护　运输设施设备的定期检查、清洁和维护应当由专人负责,并建立记录和档案。

3. **保障运输安全** 应当采取运输安全管理措施，防止在运输过程中发生药品盗抢、遗失、调换等事故。

4. **做好委托运输管理** 委托运输的，企业应当要求并监督承运方严格履行委托运输协议，防止因在途时间过长影响药品质量。

委托运输药品应当有记录，实现运输过程的质量追溯。记录至少包括发货时间、发货地址、收货单位、收货地址、货单号、药品件数、运输方式、委托经办人、承运单位，采用车辆运输的还应当载明车牌号，并留存驾驶人员的驾驶证复印件，记录应当至少保存5年。"出库交接单"需打印并签名确认交接。

任务 6-3 冷链药品运输和配送

冷链药品是指对药品贮藏、运输有冷藏、冷冻等温度要求的药品，如医院使用量较大的血液制品、各种胰岛素、抗生素等。冷链药品的贮存和运输过程都需要在严格限制的指标下进行，以保证有效期内药品的药效不受损失，其中重要的就是不间断地保持低温、恒温状态，使冷链药品在出厂、转运、交接期间的物流过程始终符合规定的冷藏、冷冻要求。在本次任务中将学习如何保证在运输环节不"断链"。

一、冷链运输和配送药品类别

经营冷藏、冷冻药品的企业应当按照GSP要求，在运输环节根据药品包装标示的贮藏要求，采用经过验证确认的设施设备、技术方法和操作规程，对冷藏、冷冻药品运输过程中的温度状况进行实时自动监测和控制，保证药品的储运环境温度控制在规定范围内。

需要冷链运输和配送的药品主要包括以下几大类。

1. **生物制品** 如重组人胰岛素及所有胰岛素制剂；重组人干扰素、重组人生长激素、刺激因子、胸腺肽、人胎盘组织液、生长激素及类似物、促红素及类似物等。

2. **血液制品** 如人血白蛋白、球蛋白、人免疫球蛋白、人凝血因子、凝血酶冻干粉、冻干人纤维蛋白原等。

3. **疫苗** 如破伤风抗毒素，甲、乙肝疫苗等各种疫苗。

4. 部分活菌制剂 如双歧杆菌乳杆菌三联活菌片（金双歧片）、乳酸菌素片、双歧杆菌四联活菌片等。

5. 部分眼用制剂 如重组牛碱性成纤维细胞生长因子滴眼液（贝复舒滴眼液）、小牛血去蛋白提取物滴眼液等。

6. 部分抗肿瘤药 如酒石酸长春瑞滨注射液、塞替派注射液、司莫司汀胶囊、亚叶酸钙注射液、依托泊苷软胶囊、注射用硫酸长春地辛、注射用硫酸长春碱、注射用硫酸长春新碱、注射用异环磷酰胺、注射用盐酸阿糖胞苷等。

7. 其他需要冷链运输和配送的药品 如鲑降钙素注射液、细胞色素C溶液、注射用苯磺顺阿曲库铵、注射用醋酸奥曲肽、注射用尿激酶、注射用头孢硫脒、注射用头孢哌酮钠、注射用胸腺法新等。

二、冷链药品运输工具

冷链药品运输方式的选择应确保温度符合要求，宜采用冷藏车、冷冻车、冷藏箱或者保温箱等设备运输。

（一）冷链药品运输工具的种类

1. 冷藏车 具有自动调控温度、显示温度、存储和读取温度监测数据的功能；其配置符合国家相关标准要求；冷藏车厢具有防水、密闭、耐腐蚀等性能，车厢内部留有保证气流充分循环的空间，并设置具有良好气密性能的排水孔。冷藏车分为外挂式和内置式冷藏车。

2. 冷藏箱 具有外部显示和采集箱体内温度数据的功能；冷藏箱具有良好的保温性能；冷藏箱具有自动调控温度的功能。

3. 保温箱 具有外部显示和采集箱体内温度数据的功能；保温箱具有良好的保温性能；保温箱配备载冷剂及与药品隔离的装置。

按载冷剂的不同，分为如下两种。

（1）干冰制冷方式：温度低，适用于冷冻，造价高，不安全。

（2）相变蓄冷方式：蓄冷材料（冰袋或冰板）作为冷源，造价较低，使用方便，适用于小批、少量、多次的冷藏药品低温配送。

🔵 **课堂问答** ————————————————

什么载冷剂适合冷藏药品运输？什么载冷剂适合冷冻药品运输？

....

（二）冷链药品运输工具的要求

企业应当按照GSP要求，在运输冷藏、冷冻药品的设备中配备温湿度自动监测系统，并经过验证合格后方可使用。温湿度自动监测系统对药品储存过程的温度状况和冷藏、冷冻药品运输过程的温度状况进行实时自动监测和记录，有效防范储存运输过程中可能发生的影响药品质量安全的风险，确保药品质量安全。

1. 冷链药品运输工具的温度监测功能 能按照运输药品的质量特性设定系统温度数据的测定值。按该药品包装标示的温度要求运输药品，包装上没有标示具体温度的，按照《中华人民共和国药典》（2020年版）规定的贮藏要求进行运输温度确定。

各测点终端能够对周边环境的温湿度进行数据的实时采集、传送。系统应当自动生成温度监测记录，内容包括温度值、日期、时间、测点位置、运输工具类别等。

🔗 知识链接 ....

对运输工具温度测量设备功能的要求

系统温度测量设备的最大允许误差应当符合以下要求：测量范围在0~40℃之间，温度的最大允许误差为±0.5℃；测量范围在-25~0℃之间，温度的最大允许误差为±1.0℃。

系统自动对药品运输过程中的温度环境进行不间断的监测和记录，至少每隔1分钟更新1次测点温度数据，在运输过程中至少每隔5分钟自动记录1次实时温度数据。

系统各测点终端采集的监测数据应当真实、完整、准确、有效；对记录数据不能更改、删除，不能反向导入数据，不能对温度传感器监测值修正、调整，不能随意调整，不能造成监测数据失真。

---

2. 冷链药品运输工具温度自动监测终端的要求标准 对运输设施设备的测点终端布点方案进行测试和确认，保证药品运输设备中安装的测点终端数量及位置能够准确反映环境温湿度的实际状况。

每台独立的冷藏、冷冻药品运输车辆或车厢，安装的测点终端数量不得少于2个；车厢容积超过20m³的，每增加20m³至少增加1个测点终端，不足20m³的按20m³计算。每台冷藏箱或保温箱应当至少配置1个测点终端。

测点终端应当牢固安装在经过确认的合理位置，避免储运作业及人员活动对监测设备造成影响或损坏，其安装位置不得随意变动。

应当对测点终端每年至少进行1次校准，定期检查、维修、保养，并建立档案。

3. 冷链药品运输工具的验证　GSP对冷库、冷藏车、冷藏箱、保温箱及温湿度自动监测系统等进行验证，确认相关设施、设备及监测系统能够符合规定的设计标准和要求，并能安全、有效地正常运行和使用，确保冷藏、冷冻药品在储存、运输过程中的质量安全。对相关设施设备及监测系统进行定期验证，以确认其符合要求，定期验证间隔时间不超过1年。

三、冷链药品运输和配送流程

冷链药品运输除严格执行一般药品运输操作规程外，还应当根据冷链药品的温度控制要求，在运输过程中采取必要的保温或者冷藏、冷冻措施。保证运输过程中的储存温度稳定，以保证运输过程中的药品质量与安全。以下着重讲述冷链药品运输和配送的特殊要求。

（一）运输工具准备

运输冷藏、冷冻药品，应当根据药品数量、运输距离、运输时间、温度要求、外部环境温度等情况，按照事先验证过的方法，选择适宜的运输工具和温控方式，确保运输过程中的温度控制符合要求。

运输人员在接到冷藏药品的运输通知后，应在1小时内对运输工具的基本设施及冷藏装置情况进行检查。发现存在异常情况应立即上报部门经理，研究解决方案。待运输工具无任何异常，可以确保冷藏药品正常装车、装箱运输后方可装车装箱。运输人员对运输工具的异常情况要进行详细记录。

（二）装车堆码

装车堆码需符合以下要求。

1. 冷藏车装车操作　使用冷藏车运送冷藏、冷冻药品的，提前打开冷藏车的温度调控和监测设备，将车厢内预热或预冷至规定的温度；开始装车时关闭温度调控设备，并尽快完成药品装车。每次开门装车时间不能超过冷藏车开门验证的最长时间。药品装车完毕，及时关闭车厢门，检查厢门密闭情况，并上锁。启动冷藏动力电源和温度监测设备，记录设备监测数据。

2. 冷藏、冷冻药品码放要求　冷藏车厢内，药品与厢内前板的间距不小于10cm，与后板、侧板、底板的间距不小于5cm，药品码放高度不得超过制冷机组出风口下沿，并在车厢内画出装载限制线，确保气流正常循环和温度均匀分布。

为了提高运输效率，将冷藏车装满药品而不留空隙是好办法吗？

3. 冷藏箱、保温箱装箱要求 使用冷藏箱、保温箱运送冷藏、冷冻药品的，装箱前将冷藏箱、保温箱预热或预冷至符合药品包装标示的温度范围内；按照验证确定的条件，在保温箱内合理配备与温度控制及运输时限相适应的载冷剂；运输过程中，药品不得直接接触冰袋、冰排等载冷剂，保温箱内使用隔热装置将药品与低温载冷剂进行隔离，防止对药品质量造成影响；药品装箱后，冷藏箱启动动力电源和温度监测设备，保温箱启动温度监测设备，检查设备运行正常后将箱体密闭。

（三）运输

药品批发企业的温度自动监测系统应当对药品运输的在途时间进行跟踪管理，对有运输时限要求的，应当提示或警示相关部门及岗位人员及时装车、及时发运。车辆运输途中必须保证监测系统的测点终端、管理主机可以不间断供电，以确保各测点终端能够对药品运输在途环境温度进行实时数据的采集、传送和异常情况报警。运输途中除卸货作业时可以开启车厢外，无特殊情况不得开启车厢。冷藏药品在运输过程中尽量减少在途中停留的时间，缩短货物在途时间，尤其是冷藏箱、保温箱不超过验证时限。温度自动监测系统应当按照GSP要求，生成运输途中的温控记录。

（四）到达并交接

冷链药品运输到达后除按照一般药品运输交接外，还需要查看冷藏车或冷藏箱、保温箱到货时的温度数据，导出、保存并查验运输过程的温度记录，确认运输全过程温度状况符合规定，将冷链交接单、运输途中的温控记录同其他随货同行资料及冷链药品一并交给客户，将客户签章的单据带回公司。

🔗 **知识链接**

冷链药品的委托运输和配送

委托其他单位运输冷藏、冷冻药品时，应当保证委托运输过程符合GSP及附录的相关规定。索取承运单位的运输资质文件、运输设施设备和监测系统证明及验证文件、承运人员资质证明、运输过程温度控制及监测等相关资料；对承运方的运输设施设备、人员资质、质量保障能力、安全运输能力、风险控制能力等进行委托前和定期审计，审计报告存档备查；承运单位的冷藏、冷冻运输设施设备及自动监测系统不符合规定或未经验证的，不得委托运输。

与承运方签订委托运输协议，内容包括承运方制定并执行符合要求的运输标准操作规程，对运输过程中的温度控制和实时监测的要求，明确在途时限及运输过程中的质量安全责任。委托运输的，应当要求并监督承运方严格履行委托运输协议，防止因在途时间过长影响药品质量。应当采取运输安全管理措施，防止在运输过程中发生药品盗抢、遗失、调换等事故。

四、冷链药品运输和配送注意事项

1. 对人员的要求　从事冷藏、冷冻药品储存、运输等工作的人员，应当接受相关法律法规、专业知识、相关制度和标准操作规程的培训，经考核合格后，方可上岗；委托运输根据承运方的资质和条件，必要时对承运方的相关人员进行培训和考核。

2. 对风险的预案　制定冷藏、冷冻药品运输应急预案，对运输途中可能发生的设备故障、异常天气影响、交通拥堵等突发事件能够采取相应的应对措施，防止因异常情况造成的温度失控。有明确的运输跟踪部门和岗位责任人，能随时与运输员取得联系；及时通知客户发出时间、发运方式及预计到达时间；如果超出预计时间，应查明原因，评估影响药品质量的可能性。

3. 对设备的要求　对冷藏车、冷藏箱、保温箱及温度自动监测系统等设施设备进行使用前验证、定期验证及停用时间超过规定时限的验证。根据验证确定的参数及条件，正确、合理使用相关设施设备。

4. 对温度问题的处理　药品运输环境温度超出规定范围时，温湿度自动监测系统实时发出报警指令，由相关人员查明原因，及时采取有效措施进行调控，防止温湿度超标对药品质量造成影响。

5. 运输原则　尽量采用最快速的运输方式，缩短运输时间；尽量采用直达客户的运输方式，避免运途中转；尽量采用能全程保持冷藏温度的运输方式；冬季尽量避免夜间运输，注意防止冷藏药品发生冻结变质；尽量避免夏季高温时节运输，必要时应在早、晚运输，减少外界温度的影响。

6. 设备维护要求　运输设施设备的定期检查、清洁和维护应当由专人负责，并建立记录和档案。

任务 6-4　危险药品和特殊药品运输和配送

一、危险药品运输和配送

危险药品除按一般药品运输的要求办理外，还必须严格遵照交通运输部门《道路危险货物运输管理规定》《危险化学品安全管理条例》《危险货物品名表》《危险货物运输包装通用技术条件》的有关规定办理，必须有符合国家标准的危险货物包装标志。自运化学危险物品时，必须持有公安部门核发的准运证。

危险药品发运前，应检查包装是否符合危险货物包装表的规定及品名表中的特殊要求，箱外有无危险货物包装标志，然后按规定办好托运、交付等工作。装车、装船时，应严格按照"危险货物配装表"规定的要求办理。运输危险品时运输车辆要悬挂危险品标志，采取防火、防爆措施。

在装卸过程中不能摔碰、拖拉、摩擦、翻滚，搬运时要轻拿轻放，严防包装破损。对碰撞、互相接触容易引起燃烧或造成其他危险的化学危险物品，以及化学性质或防护、灭火方法互相抵触的化学危险物品不得混合装运和违反配装限制。

试剂药品的运输需要有防静电和火花措施，以防止发生爆炸；遇热、遇潮容易燃烧、爆炸或产生有毒气体的化学危险物品，在装运时应当采取隔热、防潮措施。大量溶剂运输需要由具有危险品运输资质的运输企业或物流企业及符合国家法规要求的车辆和人员进行，按规定的路线和要求运输，剧毒品或腐蚀性物料也是类似的要求。汽车运输必须按当地公安部门指定的路线、时间行驶，保持一定的车距，严禁超速、超车和抢行会车。

在运输途中发生被盗、被抢、丢失的，承运单位应立即报告当地公安机关，并通知收货单位，收货单位应立即报告当地药品监督管理部门。

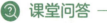 课堂问答

装卸危险药品时应该注意什么？

二、特殊药品运输和配送

（一）怕冻药品的运输

怕冻药品是指在低温下容易冻结，冻结后易变质或冻裂容器的药品。怕冻药品的详细品种由各地根据药品的性质和包装等情况研究拟定，列出具体品种目录，确

定每年发运的时限。

怕冻药品在冬季发运时，应根据各地气候的实际情况，拟定有关省、市的防寒发运期，以保证防冻药品的安全运输，减少运输防冻措施的费用。在防寒运输期间，怕冻药品应加防寒包装或用暖车发运，按先北方后南方、先高寒地区后低寒地区的原则提前安排调运，发货单及有关的运输单据上应注明"怕冻药品"字样，运程中全程监控，注意安全措施。

（二）特殊管理药品的运输

运输特殊管理药品的企业必须要有特殊管理药品运输管理制度或规程，明确规定药品安全保证措施。特殊管理药品运输相关人员应经过专门的特殊管理药品法规、药品知识和安全知识的培训，取得相应的岗位证书和资质证书。

发运特殊管理药品必须按照《麻醉药品和精神药品管理条例》《麻醉药品和精神药品运输管理办法》《医疗用毒性药品管理办法》《放射性药品管理办法》《药品类易制毒化学品管理办法》《易制毒化学品管理条例》等规定办理，应尽量采用集装箱或快件方式，尽可能直达运输，减少中转环节。

运输特殊管理药品时，应按国家规定进行，加锁、专人押运、悬挂警示标志等，防止丢失、损毁、被盗抢、替换。必须凭药品监督管理部门签发的国内运输凭照办理运输手续，如有必要时，企业应根据有关规定派足够的人员押运，并提示和监督运输加强管理。

 课堂问答

运输特殊管理药品时应该防止什么？如何按国家规定做？

托运或者自行运输麻醉药品和第一类精神药品的单位，应当向所在地省级药品监督管理部门申请领取运输证明；运输麻醉药品和第一类精神药品的单位，要向属地药品监督管理部门报告运输信息；运输易制毒化学品，应按相关规定申请运输许可证或者进行备案。

办理托运（包括邮寄）麻醉药品、精神药品应在货物运单上写明具体名称，发货人在记事栏内加盖"麻醉药品或精神药品专用章"，缩短在车站、码头、现场存放的时间，采用封闭式运输工具，铁路运输不得使用敞车，水路运输不得配装舱面，公路运输应当覆盖严密、捆扎牢固。

特殊管理药品的运输应当符合国家有关规定，运输途中如有丢失，必须认真查找，并立即报当地公安机关和药品监督管理部门。特殊管理药品的运输记录及凭证按相关规定保存。

项目小结

1. **注重职业意识培养** 树立"质量第一"的观念，坚持质量原则，把好药品质量关。

2. **坚持依法依规操作** 按法定标准和合同规定的质量条款及出库和运输制度，对销售药品进行拣货、复核、配送。

3. **强化责任意识** 各项环节完成后，及时做好有关记录并签名负责，交接手续清楚；严格遵守药品外包装图示标志，规范药品搬运、摆放和堆垛的具体操作；负责对出库和运输设施设备进行维护、保养，确保所用的设备设施运行良好；负责药品出库和运输的记录工作，对所出库和运输的药品数量准确负责。

4. **坚持科学管理的思路** 对不能判断质量的药品及在拣货、复核、配送中发现的质量问题，及时采取相应措施，并立即报告质量管理部门，作出裁决；坚持按先产先出、近期先出、按批号发货的原则办理药品出库手续，并负责做好药品出库复核。

5. **加强安全意识** 按安全操作、降低损耗、保证质量、发运迅速、避免事故的原则，做好药品的出库和运输工作。

思考题

一、填空题

1. 药品出库的主要步骤是_____、_____、_____、_____。
2. 拣货又称_____、_____，是按_____所列的内容进行拣出药品的操作过程。

二、简答题

1. 简述什么是合箱。
2. 简述什么是拼箱发货。
3. 简述什么是拆零销售。

三、 案例分析

案例1：××公司准备为某药店发送一批药品，包括整件六味地黄丸2箱、50盒双黄连口服液，作为公司药品仓库的保管员，你打算如何完成这批药品的拣货、复核、配送？

案例2：××公司准备为某医院发送一批药品，包括20盒注射用人免疫球蛋白、50盒双黄连口服液，作为公司药品仓库的保管员，你打算如何完成这批药品的拣货、复核、配送？

（尹秀莉）

实训八　药品出库拣货

【实训目标】

1. 掌握各类药品出库拣货的工作流程和注意事项。

2. 能熟练进行各类药品的出库拣货操作。

3. 会处理拣货过程中遇到的问题。

4. 具有法律意识、团队合作意识和良好的沟通意识。

【实训准备】

1. **实训环境**　模拟药品库房，划分为常温库、阴凉库、冷库；模拟药品库房发货区、合格品区、不合格区，每个区分别悬挂或者放置对应色标的标牌。

2. **实训用物**　有常温库、阴凉库、冷库发货区的复核货架或货位、合格品区有药品堆码陈列、货位号的编排、操作台及计算机（已安装GSP药品经营虚拟仿真实训系统、医药商品进销存管理系统）、手推车等搬运设备、模拟用药品、黄牌、（保管员、质管员、销售员、拣货员）胸牌、各区域标识牌、桌椅、拣货单、储运部标识牌、质管部标识牌、销售部标识牌等。

3. 设置问题

（1）检查内容不符：所拣品种与药品拣货单上的内容有不符，包括品名、批准文号、生产厂家名称、剂型。

（2）数量问题：仓库现有药品数量不足。

（3）批号问题：设置多个批号的同一药品，拣货单药品不是现有库存中最先进货的，或者批号不是最早的。

（4）效期问题：药品过期。

（5）质量问题：药品外包装破损。

4. 相关表格 拣货单（销售单）、药品质量复查通知单、暂停销售（使用）通知书、药品明细账等。

5. 分组安排 20人一大组，4人一小组。每个小组为1个出库小组，各小组随机抽取1张拣货单进行出库拣货。

【实训内容】

1. 拣货准备 抽签确认拣货单，明确拣货员计算机口令，查询销售发货单，打印药品拣货单（可以是销售单）（表6-5、表6-6和表6-7）。

表6-5　B医药有限公司常温库拣货单

购货单位：A大药店　开票日期：2021年××月××日　编号：2021100×××

品名	规格	生产厂家	单位	数量	单价（人民币：元）	金额（人民币：元）	批号	有效期至	批准文号	货位
阿司匹林片	0.1g×30片×10瓶×5盒	××药厂	件	2	100.00	200.00	202109××	2023年2月	国药准字H210214××	D1203
银黄颗粒	2g×16袋×10盒	××药业有限公司	件	10	300.00	3 000.00	202105××	2023年4月	国药准字Z440217××	C5123

总计：3 200.00　　大写：叁仟贰佰元整

销售：××　　　制单：××　　　拣货：　　　复核：　　　配送：

表6-6　B医药有限公司阴凉库拣货单

购货单位：A大药店　开票日期：2021年××月××日　编号：2021100××××

品名	规格	生产厂家	单位	数量	单价（人民币：元）	金额（人民币：元）	批号	有效期至	批准文号	货位
银杏蜜环口服溶液	10ml×10支×10盒	××制药有限公司	件	2	400.00	800.00	202106××	2023年5月	国药准字H2020100××	A5654

总计：800.00　大写：捌佰元整

销售：××　　　制单：××　　　拣货：　　　复核：　　　配送：

表6-7　B医药有限公司冷藏库拣货单

购货单位：C大药房　开票日期：2021年××月××日　编号：2021100××××

品名	规格	生产厂家	单位	数量	单价（人民币：元）	金额（人民币：元）	批号	有效期至	批准文号	货位
胰岛素注射液	10ml：400U×2支	××药厂	盒	10	98.00	980.00	202108××	2023年7月	国药准字H202030××	L1354

总计：980.00　大写：玖佰捌拾元整

销售：××　　　制单：××　　　拣货：　　　复核：　　　配送：

2. 拣货

（1）确定拣货位置：确定拣货区域，找到相应的拣货货位。（实训室设置指示灯和电子标签的，也可按指示灯和电子标签显示到达货位。）

（2）核对货单信息：核对所拣品种与药品拣货单上的内容是否相符。

发现问题，停止拣货，联系销售部修改相关信息。可在药品拣货单上注明实际发货数量和实际发货批号，或根据企业制度要求，重新打印修改信息后的拣货单，按出库原则出库，做到先产先出，按批号发货。

（3）检查药品质量：检查药品效期和外包装情况，出库药品不得出现过期或外包装破损等质量问题。

发现问题，停止拣货，通知质量管理部门处理；对其中有过期问题和有外包装破损问题的药品，现场挂黄牌告示，并在计算机系统同时锁定，停止发货，填写"药品质量复查通知单"，通知质量管理部到现场进行复查处理。质量管理部复查结果证实不存在质量问题的，摘除黄牌，恢复发货出库；质量问题属实（必要时送药检部门检验），签发"暂停销售（使用）通知书"，通知保管员移至不合格药品区，按《不合格药品管理制度》处理并召回。

（4）拣货：根据拣货单的规格、批号和数量要求，完成拣货。（实训室设置指示灯的，完成拣货后，拍灭指示灯。）

3. 移交复核

（1）库内搬运：将完成拣货的药品按药品外包装标识要求搬运，移至发货区。

（2）交接复核：与药品拣货单一并交由复核员，准备药品出库复核。

（3）特殊处理：冷藏药品在移交复核前，应检查复核所使用区域的温度达到冷藏药品的储存标准。胰岛素注射液应放置在冷库发货区内移交复核。

4. 登账
对完成拣货的药品进行纸质账本（表6-8）登账和计算机登录信息录入，对在库储存药品的数量进行核减，完成药品与账目的核对，达到在库药品账货相符。

表6-8　×××药品仓库药品明细账

品名：　　　单位：　　　规格：　　　生产厂家：　　　储藏条件：　　　保质期：

入库日期	供货单位	入库数量	生产批号	外观质量情况	验收员	验收日期	出库日期	出库数量	出库人	复核人	库存量	记录人	备注

出现药品账货不符时，由相关组的学生合作，核对每份有该药品的拣货单和复核区的药品数量，查找问题，直至解决。对易出现问题的拣货单也可以小组间合作，采用播种法进行拣货，在出错的情况下容易找到出错的点。

5. 清场　出库拣货结束后，做好记录及设备、器具、地面、台面清洁整理归位的扫尾收场工作；全部工作完成后，小组间交换工作，互相检查完成情况，为自评和他评做好准备。

【实训评价】

满分100分，以小组为单位进行评议。

编号	检查项目	评分标准	分值	得分
1	仪表仪态	按要求着装，规范整洁，佩戴胸牌，精神饱满	5	
2	拣货准备	明确不同的拣货形式，正确打印药品拣货单	5	
3	拣货	核对货单信息，能发现问题，正确处置	20	
4		检查药品质量，对所发现的问题能正确处置	20	
5	移交复核	正确完成药品搬运，交接复核，特殊处理	15	
6	登账	正确完成药品的登账和录入	15	
7		工作结束，认真清洁、整理工作现场	5	
8	实训态度	工作态度严谨、认真负责，法规意识、沟通意识、团队合作意识强	15	
		合计得分		

【注意事项】

1. 确保拣货药品质量合格　拣货前要查验药品质量，对发现的问题药品应立即暂停发货，并设置标识，及时正确上报到质管部门，时刻谨记质量第一的原则，防止问题药品流出，把好出库药品质量关。

2. 坚持认真严谨的职业意识　执行企业制定的药品出库工作的有关规定，落实药品出库工作，仔细核对货单的每个项目，对货单不符的任何情况都要与相关销售人员联系处理，做到细致认真。

3. 依法依规操作　每位工作人员都要熟悉相关工作过程，在工作中互相提醒、互相监督，将质量问题和差错降到最低。

（尹秀莉）

实训九　药品出库复核

【实训目标】

1. 掌握各类药品出库复核的工作流程和注意事项。

2. 能熟练进行各类药品的出库复核、拼箱操作。

3. 会处理出库复核过程中遇到的问题。

4. 具有法律意识、团队合作意识和良好的沟通意识。

【实训准备】

1. 实训环境　模拟药品库房发货区，悬挂或者放置对应色标的标牌。

2. 实训用物　有常温库、阴凉库、冷库发货区的复核货架或货位；操作台及计算机（已安装GSP药品经营虚拟仿真实训系统、医药商品进销存管理系统）、模拟用药品模型、扫码枪、拼箱材料、黄牌、（复核员、保管员、质管员、拣货员）胸牌、区域标识牌、桌椅、储运部标识牌、质管部标识牌等。

3. 设置问题

（1）设置规格不同问题：即所复核的药品为小包装与药品拣货单上为中包装，导致出库拣货药品数量不足。

（2）设置待复核药品货位放置问题：即常温库的拣货药品放置在阴凉库的复核货架或货位上。

（3）药品包装：设置包装破损、变形、污染情况；设置封条损坏等现象。

（4）药品标签：设置药品标签污染、模糊不清或脱落情况；设置标签内容与实物不相符情况。

（5）药品效期：设置药品过期情况。

（6）其他异常情况：设置包装内有异常响动和液体渗漏情况；设置药品停售通知或药监部门通知暂停使用品种的情况。

（7）待拼箱药品：不同批号的药品、不同剂型的药品、固体制剂、液体制剂、冷藏药品。

4. 相关表格　随货同行单、药品质量复查通知单、暂停销售（使用）通知书等。

5. 分组安排　20人一大组，4人一小组。每个小组为1个出库小组，各小组随机抽取5份待复核药品中的1份进行药品出库复核。

【实训内容】

1. 核对货单

（1）核对复核：复核员按发货清单或配送凭证逐一核对实物及其他各项药品信息。具体操作是复核员明确复核员计算机口令，登录计算机，进入复核界面；核对拣货单和实物。

（2）复核内容：复核项目应包括购货单位、品名、剂型、规格、数量、生产厂商、批号、生产日期、有效期至、发货日期、质量状况和复核人员等项目，核对完毕后应填写出库复核记录。

复核发现问题，停止复核，联系拣货员修改。

2. 检查药品　如发现问题应停止发货或配送，复核员应在计算机系统内确认执行锁定该品种，放置暂停销售的黄牌，同时填写"药品质量复检通知单"报质量管理员确认，如确认为不合格药品，填写"药品停售通知单"，将药品移入不合格品区。

以上检查无误，填写药品复核记录（表6-9）。

表6-9　××医药有限公司药品复核记录

销售日期	品名	规格	剂型	生产厂家	单位	数量	批号	有效期至	质量状况	复核人

3. 拼箱与包装

（1）拼箱：拆零品种复核后，复核员对所复核的药品进行确认后，录入拼箱件数和拼袋个数，打印出拼箱明细单，贴于装有药品的袋或箱外的明显位置。

根据系统自动提示拼箱情况拼箱；尚未有系统自动提示拼箱情况的拼箱，参考拆零药品拼箱中的拼箱内容进行拼箱。冷藏药品应当在冷藏环境下完成药品的装箱、封箱工作。

（2）包装：为保证药品质量和运输安全，出库药品的包装必须完整。包装要求包括药品每件包装的体积和重量应力求标准化，不应过大或过重，以便装卸和堆码。药品装配须准确无误，并附有装箱单。包装破损、污染的药品须整理、调换，切实保证出库药品包装良好、牢固。

用于运输的包装的标签至少应当注明药品通用名称、规格、贮藏、生产日期、产品批号、有效期至、批准文号、生产企业，也可以根据需要注明包装数量、运输注意事项或者其他标记等必要的内容。

所发药品的包装上应加写鲜明的"标识"，注明收货单位，必要时还应注明"小心轻放""不要倒置""防潮""防热"等字样。有特殊携带要求的药品，须向提货人讲明注意事项、携带方法，确保药品和人身安全。药品拼箱发货的代用包装箱应当有醒目的拼箱标志。

4. 打印单据

（1）随货同行单：药品出库时，应当附加盖企业药品出库专用章原印章的随货同行单（票）。

（2）药品检验报告单：在计算机系统查询后，调出并打印药品检验报告单，加盖质量管理专用章原印章及仅供质检报告备案使用章。

5. 清场
出库复核结束后，做好记录及器具、地面、台面清洁整理归位的扫尾收场工作。

【实训评价】

满分100分，以小组为单位进行评议。

编号	检查项目	评分标准	分值	得分
1	仪表仪态	按要求着装，规范整洁，佩戴胸牌，精神饱满	5	
2	核对货单	能认真核对货单，能发现问题并正确处置	10	
3	检查药品	能通过检查药品发现问题，并正确处置	15	
4	拼箱	能找到并说出拼箱要求	10	
5		能按拼箱要求规范完成拼箱工作	15	
6	包装	能正确包装，按规定做好标识	15	

続表

编号	检查项目	评分标准	分值	得分
7	打印单据	能正确完成单据打印	10	
8		工作结束，认真清洁、整理工作现场	5	
9	实训态度	工作态度严谨、认真负责，法规意识、沟通意识、团队合作意识强	15	
		合计得分		

【注意事项】

1. 坚持认真严谨的职业意识　冷藏药品应当在冷藏环境下完成药品的装箱、封箱工作。在操作前和操作中都应注意保证环境温度达到冷藏标准要求。

2. 确保复核药品质量合格　检查药品要求，药品包装完好，标签无污染、清楚，标识内容与实物相符，药品不能超出有效期，药品不能出现其他可能的异常情况。

3. 依法依规操作　每位工作人员都要熟悉相关工作过程，在工作中互相提醒、互相监督，将质量问题和差错降到最低。

（尹秀莉）

各类药品的储存养护

项目七
数字内容

项目七
常用剂型及原料药储存养护

学习目标

知识目标：

- 掌握常用剂型及原料药的储存养护方法。
- 熟悉常用剂型及原料药的质量验收内容。
- 熟悉注射剂、片剂、胶囊剂、颗粒剂常见变异现象及原因。
- 了解其他剂型和原料药常见变异现象及原因。

能力目标：

- 能按要求对常用剂型及原料药进行质量验收。
- 能按正确方法对常用剂型及原料药进行储存养护。
- 会分析常用剂型及原料药出现变异现象的原因。

素质目标：

- 具有遵纪守法、严谨认真、爱岗敬业的工作态度。
- 具有为人民健康保驾护航的责任担当。
- 具有合规的法律意识和药品质量第一的观念。

▶ 情境导入

情境描述：

2021年5月，某市市场监督管理局对本市某私营医疗机构进行现场检查时发现，其药房货架上摆放有应该置阴凉处的注射用胸腺五肽、注射用头孢呋辛钠等药品，而温湿度计显示药房的温度为25℃，现场不能提供2020年11月后的温湿度记录。经查，该医疗机构自2020年11月后未定时或定期查看过药房的温湿度，未对温湿度进行过记录。由于工作人员的责任意

项目七　常用剂型及原料药储存养护 | 183

识不强，上述药品购进使用时未能仔细查看其贮藏要求，在药房温度超过20℃时也未采取降温等措施。该医疗机构违反了《药品经营质量管理规范》的相关规定，市场监督管理局依法对其进行了行政处罚，责令其限期改正。

学前导语：

药品的质量关系到患者的生命安全，能够根据药品的特点和贮藏要求对药品进行正确的储存养护，保证药品质量安全和患者用药安全是药品保管员的重要工作内容，更是药学工作者的社会责任。保管员必须具有严谨认真的工作态度、扎实的专业知识和为人民健康保驾护航的责任担当。熟悉引起各类药品变异的原因，掌握其储存养护方法，才能依据规范及操作规程做好各类药品的储存养护工作。

任务 7-1　注射剂的储存养护

注射剂系指原料药物或与适宜的辅料制成的供注入体内的无菌制剂，可分为注射液、注射用无菌粉末与注射用浓溶液等。

注射剂作用迅速可靠，适用于不宜口服给药的药物和不能口服给药的患者，可发挥局部定位作用。但注射剂用药不方便，安全性不如口服给药，对质量要求严格，工艺复杂，生产成本高。

一、注射剂常见变异现象及原因

（一）变色

变色是注射剂质量变异的一个重要标志。某些注射剂如维生素C注射液受氧气、光线、温度、重金属离子等的影响，易发生氧化和分解等化学变化而引起变色。

（二）生霉

溶液型注射剂由于灭菌不彻底，安瓿熔封不严、有裂隙，或大输液铝盖松动等原因，在储存养护过程中常会出现絮状沉淀或悬浮物，这是霉菌生长的现象。营养性成分含量高和药品本身无抑菌作用的注射剂如葡萄糖注射液更易长霉。

（三）析出结晶或沉淀

某些注射剂如磺胺嘧啶钠注射液、葡萄糖酸钙注射液在储存养护过程中容易析出结晶，有些油溶剂注射剂遇冷时会析出结晶，但其在热水中加温可溶解使溶液澄明，并在冷却至室温后也不再析出结晶。对于药品本身已分解变质而析出结晶或产生沉淀的注射剂就不能再供药用。

（四）脱片

盛装注射剂的安瓿玻璃质量太差时，在装入药品后，灭菌或久贮时很容易产生玻璃屑使注射剂出现闪光即脱片及浑浊现象，如氯化钙注射液、枸橼酸钠注射液。温度越高，脱片现象越严重。

（五）白点、白块

注射剂在生产过程中过滤不完全、安瓿不净、药品吸收二氧化碳或者久贮等都有可能使注射剂中出现小白点、小白块，甚至产生浑浊、沉淀。产生这种现象的原因较为复杂，主要受药品生产中的原材料、溶剂和安瓿本身的质量影响。如钙盐、钠盐注射剂等在储存期间很容易产生白点，安瓿玻璃的硬度偏高同时使药液本身的酸碱度发生改变时也能使注射剂产生白点、白块。

（六）冻结

含水溶剂的注射剂在温度很低时易产生冻结现象，一般浓度低的溶液较浓度高的溶液易产生冻结现象。如5%葡萄糖注射液在−5～−4℃时可发生冻结现象，而25%葡萄糖注射液在−13～−11℃时才发生冻结现象。

实际情况表明，冻结后的注射剂一般有以下3种情形。

1. **冻结解冻后药液质量无变化** 大多数注射剂在−5～−4℃时可发生冻结现象，解冻后注射剂一般无质量变化。如复方奎宁注射液、盐酸麻黄碱注射液等。

2. **容器破裂，造成药液污染或损失** 这是因为玻璃受冻后脆度增加、体积缩小，而药液受冻后体积膨胀，易将玻璃瓶或安瓿胀破。实验证明，一般容积大的容器比容积小的容器更易冻裂。因此，大输液在储存过程中如果受冻应尽量保持其静置或不动状态，减少破裂现象的发生。

3. **受冻变质** 某些注射剂因受冻后使药品发生变质现象，致使不可再供药用。如胰岛素注射液受冻后其蛋白质发生变性；葡萄糖酸钙注射液受冻后易析出大量沉淀，即使加温处理也不容易使结晶溶解。

（七）结块、萎缩

对于注射用粉针和注射用冻干粉针剂型，如果盛装容器干燥不彻底、密封不严、受光和热的影响，可发生粉末粘瓶，药品结块、变色及溶化萎缩等变质现象。

（八）其他质量变异

有些注射剂可因外界因素的影响而使药品发生水解、氧化、变旋、差向异构、聚合等一些化学变化，导致药品变质失效。如氨苄西林、阿莫西林易引起聚合反应，影响药效；如头孢噻肟钠在光照下容易由顺式结构变成反式结构，抗菌活性下降40~100倍。

案例分析 ┄┄┄┄┄┄┄┄┄┄┄┄┄┄┄┄┄┄┄┄┄┄┄┄┄┄┄┄┄┄┄┄┄┄┄┄┄┄

案例：

对于注射用青霉素钠的储存，由于影响青霉素钠的稳定性的因素主要是水分、温度和pH，那么在储存和使用该药品时应该怎样保证其质量？

分析：

青霉素钠中如果含水量达到4%~5%时，分解速度最大，失去效力最快。在饱和的大气压中，在2日内即发生液化，在37℃损失70%，在24℃、pH 2时其效力损失一半，在24℃、pH 6时最为稳定。因此本品应盛装在不损害其性状和效价的灭菌、干燥、洁净的容器内，密闭，置于凉暗干燥处保存。肌内注射的水溶液应储于5℃以下，在48小时内应用。

┄┄

二、注射剂的验收

（一）包装检查

包装应完好无损，注射剂的容器上必须标明注射液的名称、批号、容量与主药含量、有效期及有关注意事项等。

（二）外观性状检查

1. 安瓿外观应无歪丝、歪底、色泽、麻点、砂粒、疙瘩、细缝、油污及铁锈粉色等，安瓿不漏气、无爆裂。玻璃瓶输液应检查瓶塞、铝盖的严密性及瓶壁有无裂纹等。

2. 液体注射剂检查应无变色、沉淀、生霉等现象；带色的注射剂应检查同一包装内有无颜色深浅不均的情况；若有结晶析出，检查经加温后是否可以溶解。

3. 混悬型注射剂应检查有无颗粒粗细不均或分层现象，若有分层现象经振摇后观察是否均匀混悬。

4. 注射用粉针应检查药粉是否疏散，色泽是否一致，有无变色、粘连、结块等现象；如为圆柱形瓶装，应检查瓶盖瓶塞的严密性、有无松动现象。

三、注射剂的储存养护重点

注射剂在储存养护时，应根据其药品的理化性质，结合其溶剂的化学特点和包装材质的具体情况综合加以考虑。

（一）避光

一般注射剂应避光储存。遇光易变质的注射剂（主要指含有易被氧化结构的药品）如肾上腺素、盐酸氯丙嗪、维生素C等注射剂，在储存养护中必须采取各种遮光避光措施，以防紫外线照射。以油为溶剂的注射剂，溶剂植物油中所含的不饱和脂肪酸受光线、温度、空气影响易发生氧化、酸败，因此要注意避光、避热储存。

（二）防热

遇热易变质的注射剂如抗生素注射剂、生物脏器制剂或酶类注射剂、生物制品等应在规定的温湿度条件下储存养护，同时注意防潮、防冻。

🔗 **知识链接**

生物脏器制剂、酶类注射剂及生物制品的储存条件

生化药品中的生物脏器制剂或酶类注射剂有些易受温度和光线影响发生变质（如缩宫素注射液、注射用胰蛋白酶），要求在凉暗处密闭保存；有些对热不稳定，但温度过低又会发生冻结（如胰岛素注射液），要求在冷处（2~8℃）密闭保存，避免冰冻。

生物制品大多含有蛋白质，光线、温度过高或过低都会使蛋白质变性（如冻干乙型脑炎灭活疫苗、冻干人免疫球蛋白、破伤风抗毒素、甘精胰岛素注射液等），故生物制品除另有规定外，要求在2~8℃避光保存。

（三）防冻

以水为溶剂的注射剂在低温下易发生冻结，冻结后体积膨胀，会使容器破裂，因此要注意防冻、防裂，冬季库房的温度一般应保持在10℃以上。

（四）防潮

注射用粉针在储存过程中应注意防潮，保持瓶盖的严密熔封，以免引起粘瓶结块。

除另有规定外，注射剂应置玻璃或塑料容器内，熔封或严封，避光，在凉暗处保存。冬季严防冻结。大输液在储存运输过程中不可横卧倒置，不可扭动、挤压或碰撞

瓶塞，以免漏气，造成污染。

注射剂在储存中不得出现变色、生霉，析出结晶或沉淀，产生白点和白块，冻结现象。

课堂问答

药品仓库将入库以下两种药品，请根据药品的特点分析该如何对这两种药品进行储存养护。

1. **注射用盐酸普鲁卡因**　为盐酸普鲁卡因的无菌粉末，吸潮可发生水解反应，受光、热的影响更易促进其水解。
2. **葡萄糖酸钙注射液**　葡萄糖酸钙的灭菌水溶液为过饱和溶液，有10ml∶1g、10ml∶0.5g两种规格。

任务 7-2　片剂的储存养护

片剂系指原料药物或与适宜的辅料制成的圆形或异形的片状固体制剂。辅料的作用主要包括填充作用、黏合作用、崩解作用和润滑作用，有时还起到着色、矫味及遮光作用等。

片剂剂量准确，质量稳定，服用、携带、运输、储存方便，生产成本低，可制成不同类型满足不同需要。片剂以口服普通片为主，另有含片、舌下片、咀嚼片、泡腾片、阴道片、阴道泡腾片、缓释片、控释片与肠溶片等。中药还有浸膏片、半浸膏片和全粉片等。

一、片剂常见变异现象及原因

（一）一般压制片

压制片在生产过程中，除主药外常需加入如淀粉、糊精、糖粉等辅料，这些辅料的选择和使用与片剂的质量密切相关。另外，片剂的容器包装、运输过程、贮存条件等均可影响片剂的质量。一般压制片常发生的变异现象及原因如下。

1. **裂片或松片**　裂片是指片剂受到振动或经放置后，从腰间开裂或顶部脱落一层的现象。松片是指片剂的硬度不够，受振动易松散成粉末的现象。产生裂片或松片的主要原因是药物本身具有纤维性；黏合剂和润湿剂选用不当或用量不足；压力不均，压力过大或过小；片剂露置空气过久，吸湿膨胀等。

2. **表面斑点（花斑）或异物斑点** 颗粒松紧不匀、结晶性药物混合不均匀、润滑剂色泽不好、中草药片剂中原辅料的颜色差别很大等均可产生片剂花斑；压片机上的刮粉器、冲头、模圈等因摩擦脱落的金属屑、机油、灰尘或其他杂质混入颗粒中，使片剂表面发生斑点；因吸潮片剂表面出现霉斑等。

3. **变色** 有些药物受光线作用容易发生变色现象，如碱式碳酸铋片；有些药物受空气中氧的影响，也容易变色，如碘化钾片。经变色变质后的药物，有的毒性增加，有的效力降低，都不能再供药用。

4. **析出结晶** 有些片剂在贮存过程中药物发生化学变化，产生的新的结晶状物质可析出，如含阿司匹林片吸潮后易分解产生醋酸和水杨酸，而针状结晶的水杨酸常黏附在片剂表面和包装内壁；含有挥发性成分的片剂受热后药物易挥发，挥发出来的蒸气遇冷析出结晶，也常黏附在片剂表面和包装内壁，如含有薄荷脑、冰片的片剂。

5. **粘连溶（熔）化** 具有吸湿性或受热易溶（熔）化的药物可发生粘连和溶（熔）化，如复方甘草片吸潮后粘连成团，颜色变黑；含糖成分较多的片剂受潮受热后易溶（熔）化粘连，如氯化铵片极易吸潮而部分溶化等。

6. **霉变、虫蛀** 片剂的包装密闭不严或储存不当，吸潮后常引起微生物繁殖而霉变。有营养性成分的片剂，以及片剂生产中添加的淀粉、糊精、糖等赋形剂受潮后都可能生霉。毒剧药片或抗生素、磺胺类等片剂对霉菌无抑制作用，也可能霉变。另外，含有生药、脏器及蛋白质类成分的片剂，如洋地黄片、甲状腺片、干酵母片等，吸潮后易发生片剂松散、霉变外，还会生虫和产生异臭。

7. **染菌** 片剂如果在生产时操作污染和包装材料不符合卫生要求、瓶内填塞物消毒不彻底等，常常容易引起严重的细菌污染，而外观不发生变化，造成潜在的药品质量隐患，传统药品片剂往往较现代药品片剂的染菌现象严重。

8. **崩解迟缓** 崩解迟缓是指片剂崩解时限超过《中华人民共和国药典》规定的要求。常见原因有黏合剂的黏性太强或用量过多，使颗粒过硬、过粗；崩解剂的选择不当或用量不足；压片时压力过大，使片剂过于坚硬；片剂的贮存不当等。

（二）包衣片

包衣片是指在片剂（片芯）的表面包裹上适宜材料的衣层，使药物与外界隔离。如果在制造时原辅料使用不当或操作不慎、储存方法不当均可影响包衣片的质量。包衣片常发生的变异现象及原因如下。

1. 褪色　包衣片的褪色现象较为常见。主要由于包衣时片芯及包衣片层不够干燥，或包衣片受潮，以及长时间暴露于光线下，均能引起片面色泽减退。

2. 龟裂与爆裂　包糖衣时糖浆与滑石粉的用量不当、糖的质量不符合要求、温度过高、干燥太快，均可使片面发生裂纹甚至开裂。

3. 花斑　在制备时包衣不匀、片面粗糙、有色糖浆调配不匀、温度过高等，均会使片面出现花斑及色泽不均。

4. 片面不够光亮　包衣片受潮，或包衣时包衣层未经适当干燥即加蜡打光及打光不充分，都会使片面色泽不够光亮。

5. 起泡、皱皮与脱落　薄膜衣片在制备过程中因固化条件不当、干燥过快、两次包衣间的加料间隔过短、包衣物料的浓度不当等，均可引起薄膜衣片的起泡、皱皮甚至脱落。

6. 粘连溶（熔）化及霉变　由于包装不够严密、贮存不当，包衣片吸潮、受热后可发生片面褪色，失去光泽；严重者可出现粘连溶（熔）化，甚至霉变。

7. 片芯变色　某些包衣片的主药性质不稳定，片芯容易被氧化发生变色，而药片表面无变化。如硫酸亚铁片的片芯变棕黄色，对氨基水杨酸钠片的片芯变红褐色，不可再供药用。

> **证书考点**
>
> 1+X药品购销职业技能等级证书要求：能根据药品的质量特性对在库药品进行合理储存，能从药品外观及包装判别质量可疑药品。

二、片剂的验收

由于片剂在生产、储存、运输中能发生多种变异现象，所以验收时应根据具体情况，对片剂的质量如外观性状、主药含量、重量差异、硬度、崩解度、染菌数（致病菌、活螨、杂菌及霉菌等）等做抽样检查。一般可根据药品的性质、片剂剂型及包装容器的特点进行验收。验收时注意检查以下方面。

（一）包装检查

外包装的名称、批号、包装数量等是否与药品的内容物相符合，包装封闭是否严密，片剂在容器中是否塞紧及有无破漏、破损现象。印字应清晰、端正。

（二）外观性状检查

1. 一般压制片检查　形状应一致，色泽均匀，片面光滑，无毛糙起孔现象；无附着细粉、颗粒；无杂质、污垢、异物斑点；无变色、粘瓶、生霉、松片、裂片等现象。含有生药、动物脏器及蛋白质类成分的片剂还应检查有无生虫、异臭等情况。

2. 包衣片检查　有无光泽改变、褪色、龟裂、粘连溶（熔）化、膨胀脱壳、出现花斑等现象。对于主药性质不稳定易被氧化变色的包衣片，应按规定抽取一定数量的样品，用小刀切开，观察片芯有无变色和出现花斑的情况。

片剂在入库开封检查时要注意应使用清洁、干燥的药匙将药片取出，平铺在干净、光洁的白纸上或白瓷盘内，用肉眼逐片观察检验。片剂不应在空气中放置太久，也不能直接用手抓取，以免影响被检药片的色泽或使药片受到污染。

🔍 案例分析

案例：

主管药师王老师在对医院药房中的药品进行盘点检查时发现有一批硝酸甘油片被放在靠窗的药架上，刚好能被日光照射到，通过询问发现是医院药房的实习生小张负责这批药品的上架摆放。王老师首先将这批药品送去质检室进行质量检查，然后对小张不按要求储存药品的行为进行了严肃的批评并耐心地告诉他硝酸甘油的性质不稳定、怕光怕热、遇热易挥发，遇光加速分解，必须按照其说明书上的要求遮光、密封，存放在阴凉柜中。

分析：

药品一定要在规定的条件下储存，否则会使药品发生质量变异影响药效，甚至产生毒副作用，危害到患者的用药安全。作为药学工作者一定要秉承药品质量第一的观念，严格按要求对药品进行储存养护。

三、片剂的储存养护重点

在片剂的保管养护中，温度、湿度、光线、空气都可影响片剂的质量，其中湿度的影响最大。由于片剂剂型不同，所含的成分不同，制备工艺、所用的辅料及包装也不尽相同，因此片剂的储存应根据各自特点，选择适宜方法进行保管，方能保证质量。主要应注意以下几个方面。

（一）防潮

1. 普通片剂　除另有规定外，片剂都应密封储存，防止受潮、霉变、变质。储存片剂的仓库其相对湿度应达到要求，如遇梅雨季或在潮热地区应该采取防潮、防热措施。

2. 包衣片　吸潮、受热后，包衣片容易产生包衣褪色、失去光泽、粘连、溶（熔）化、霉变，甚至膨胀脱壳等现象。因此包衣片的储存养护要求较一般片剂更严格，特别注意防潮、防热。

3. 含片　除有片剂的一般赋形剂外，含片还加有大量糖粉，吸潮、受热后能溶（熔）化粘连，严重时易发生霉变，故应置于密封、干燥处储存。

4. 含有生药、动物脏器及蛋白质类成分的片剂　此类片剂易受潮、松散、生霉、虫蛀，应注意防潮、防热、密封，在干燥阴凉处储存。

5. 易吸潮的片剂　此类片剂吸潮后易变色、变质及潮解、溶化、粘连，要特别注意防潮。应在包装容器内放入干燥剂或在瓶口下和片子上的空隙部位填塞棉花、吸水纸等，并密封在干燥处储存。

（二）防热

含挥发性成分的片剂受热后易挥发，有效成分损失，含量降低而影响疗效。如薄荷喉片、西瓜霜含片、人丹等应注意防热。

（三）避光

主药对光敏感的片剂如磺胺类药物的片剂、盐酸氯丙嗪片、对氨基水杨酸钠肠溶片等必须盛装于遮光容器内，注意避光储存。

（四）其他

抗生素类药品、生物制品的片剂有严格的储存条件要求，必须按其规定的条件储存养护，如生物制品应在 2~8℃ 储存。内服片剂、外用片剂必须分开储存，以免混淆错发。

⊘ 课堂问答 ────────────────────

药品仓库将入库以下两种药品，请根据药品的特点分析该如何对这两种药品进行储存养护。

1. 胃蛋白酶片糖衣片　主药胃蛋白酶有引湿性，吸潮、受热后易出现霉变异臭、粘瓶结块的现象，且消化蛋白的能力会降低或失去。

2. 维生素C片　为白色至略带淡黄色片，遇光、空气、受潮后极易被氧化，颜色变黄，含量下降。

任务 7-3 胶囊剂的储存养护

胶囊剂系指原料药物或与适宜的辅料充填于空心胶囊或密封于软质囊材中制成的固体制剂。胶囊剂可分为硬胶囊和软胶囊，根据释放特性不同还有缓释胶囊、控释胶囊和肠溶胶囊等。

胶囊剂可掩盖药物的不良气味，提高药物的稳定性及生物利用度，还能定时定位释放药物，弥补其他固体剂型的不足，且储存、携带方便，应用广泛。但若药物易溶解囊材、易风化、刺激性强者，则不宜制成胶囊剂。

一、胶囊剂常见变异现象及原因

（一）漏粉

硬胶囊剂在生产和储存中若太干燥，易引起胶囊脆裂而漏粉。生产时填充药品过多、合囊时压力过大、盛装不严实、运输过程中发生剧烈振动，都可能使胶囊脆裂而漏粉。

（二）漏液

软胶囊若生产不当，囊内液体可发生溢漏。溢漏的胶囊易受污染，或氧化而发生变质。

（三）黏软变形、霉变生虫

硬胶囊或软胶囊若包装不严或储存不当，均易吸潮、受热而黏软变形、发霉变质。装有生药、生物脏器及蛋白质类成分的胶囊吸潮、受热后更易霉变生虫，产生异臭。

二、胶囊剂的验收

（一）包装检查

检查外包装的名称、批号、包装数量等是否与药品的内容物相符合，包装封闭是否严密，有无破漏、破损现象。印字应清晰、端正。

（二）外观性状检查

1. 检查胶囊表面是否光滑整洁，有无斑点、发黏、变形、变硬、霉变、异物黏着、膨胀甚至囊壳破裂等现象。

2. 检查胶囊有无砂眼、虫眼、漏粉（漏液）等现象。检查漏粉的简单方法是用手轻敲瓶子，看瓶底部有无细粉出现，如有细粉出现，则为漏粉。

3. 检查胶囊大小、粗细是否一致均匀，带色胶囊色泽是否均匀，有无褪色和变色现象。

4. 含生药、生物脏器及蛋白质类成分的胶囊剂应注意有无霉变、虫蛀等现象。

5. 查胶囊剂有无异臭。

三、胶囊剂的储存养护重点

胶囊剂的储存养护要以防潮、防热为主，并结合所含主药的特性制定具体办法。储存中不得出现褪色、变色、漏药、破裂、变形、黏结、异臭、霉变、结块、生虫现象。具体如下：

（一）防潮、防热

1. 吸潮可使胶囊发软黏在一起，产生松散、变色甚至出现严重的色斑，遇热胶囊则易软化。一般胶囊剂应密封，存放温度不高于30℃，注意防潮、防热。但也不宜过分干燥，以免胶囊脆裂，相对湿度以70%为宜。胶囊剂一般储存1年后需要检查溶出度。

2. 生物制品胶囊剂应在2~8℃储存。

3. 抗生素类胶囊剂吸潮、受热后易使效价下降，除按上述储存外，尚需注意其有效期或生产日期，出库时遵循"先产先出，近期先出"。

🔗 **知识链接** ....

胶囊剂吸潮的预防和处理

胶囊剂若轻微受潮或吸潮，内装药品尚未变质时，可采用干燥器吸湿的办法进行预防或处理。简单的方法是将瓶盖打开，开启瓶塞，将瓶子放入盛有干燥剂如生石灰、无水氯化钙或变色硅胶等的干燥器（其他密封容器也可）内，使其吸潮。此外，应根据胶囊受潮的程度决定药品在干燥器内的存放时间，若胶囊剂在干燥器放置时间太长或药瓶与干燥剂的距离很近，会使胶囊发生脆裂。对于已干燥适度达到要求的胶囊剂应马上取出加以密封储存。经处理过的胶囊，应由质量管理部门检验合格后销售、使用，不应久贮。

（二）避光

装有对光敏感药物的胶囊剂除储存于干燥处外，还应注意遮光、避光。如吲哚美辛胶囊、维生素E软胶囊等。

> **❷ 课堂问答** ─────────
>
> 维生素AD软胶囊吸潮、受热后易出现黏软变形、生霉现象，主要成分维生素A和维生素D遇空气、光线或受热易氧化变质，导致生物活性降低。试分析维生素AD软胶囊的储存养护方法。

任务 7-4 颗粒剂的储存养护

颗粒剂系指原料药物与适宜的辅料混合制成的具有一定粒度的干燥颗粒状制剂。可分为可溶颗粒（通称为颗粒）、混悬颗粒、泡腾颗粒、肠溶颗粒，根据释放特性不同还有缓释颗粒等。

颗粒剂利于吸收，起效快，携带、储存方便，可掩盖某些药物的不良气味，可制成缓、控释制剂。颗粒剂的表面积较大，储存不当易发生吸潮、结块、霉变生虫等现象。

一、颗粒剂常见变异现象及原因

（一）吸潮

颗粒剂的吸潮性一般大于原料药。吸潮后可发生很多变化，如软化、结块、潮解等物理变化，变色、分解或效价降低等化学变化，以及微生物污染等生物学变化。

（二）变色

有些颗粒剂遇光、热、空气或吸潮易被氧化分解变色。如含磺胺类药物颗粒剂，变质变色后不能再供药用。

（三）霉变

含有蛋白质、淀粉、胶质、糖或生化药品等的颗粒剂吸潮后除发生结块、变色外，尚可发生霉变生虫或异臭。如胃蛋白酶颗粒。

二、颗粒剂的验收

（一）包装检查

包装是否完整，封口是否严密，有无破损、浸润痕迹等。

（二）外观性状检查

取供试品适量，置光滑纸上，颗粒应干燥，色泽一致，颗粒均匀，无吸潮、软化、结块、潮解、异臭、异味等现象。

三、颗粒剂的储存养护重点

颗粒剂易发生吸潮、结块、潮解、霉变等现象，因此颗粒剂的储存养护重点是防止吸潮。

（一）防潮

颗粒剂一般都用薄塑料袋包装。如果塑料袋太薄而透湿，库房的相对湿度过高，可能使药品发生吸潮、结块、软化、生霉、虫蛀等现象，故颗粒剂应密封储存于干燥处，防止受潮。

（二）防热

含挥发药品的颗粒剂须注意温度和湿度，应置于阴凉、干燥处密封储存；含结晶水药物的颗粒剂应该保持库房的相对湿度达到规定的要求，以免失去结晶水，影响药品的正确取量。

（三）避光

含有遇光易变质药品的颗粒剂要防止日光直接照射，应遮光密封在干燥处储存。

（四）重点、定期检查

在储存中对引湿性强、极易吸潮的颗粒剂应经常做重点检查，吸潮剂也需定期检查，并及时更换。

◎ 案例分析 --

案例：

小刘在课上学到药品要根据其质量稳定性和剂型特点在正确的条件下储存，否则就会发生质量变异，影响疗效甚至产生毒副作用。小刘回家后对家中的药品进行了一次"大检查"，她发现被放在冰箱冷藏室中的尚在有效期内的乙酰半胱氨酸颗粒已经发生软化、结块。妈妈告诉小刘夏天将至，因担心药品在高温天气容易变质，影响疗效，自己才把药品放进冰箱储藏的。小刘运用所学的知识告诉妈妈颗粒剂怕潮，不能放在冰箱中冷藏。

分析：

很多人喜欢把药品放入冰箱的冷藏室中储存，但不是所有药品都适合放入冰箱冷藏。颗粒剂的表面积较大，易吸潮，吸潮后可发生软化、结块、潮解、霉变生虫等变化，应密封储存在干燥处防止受潮，而不能存放在湿度较大的冰箱冷藏室中。

不适合放在冰箱中储存的药品还包括片剂、胶囊剂、散剂，这些剂型也怕受潮，一般不宜放在冰箱中冷藏储存；一些液体制剂如糖浆剂开封启用后不应放在冰箱内储存，因为低温可能会使糖分析出，受潮可能会使糖浆剂霉变；气雾剂、喷雾剂也不宜放入冰箱冷藏，因为低温会导致药罐内外压差变小，抛射剂（药物的喷射动力来源）汽化不完全，发生喷药不畅、药雾不均。

❓ 课堂问答 ———

某药店采购了一批板蓝根颗粒，说一说你作为药店员工将如何对这批药品进行储存保管。

任务 7-5 糖浆剂的储存养护

糖浆剂系指含有原料药物的浓蔗糖水溶液，含蔗糖量应不低于45%（g/ml）。根据所含成分和用途的不同，可分为单糖浆、药用糖浆、芳香糖浆等。糖浆剂中的蔗糖和芳香剂等可掩盖药物的不良气味，改善口感，尤其受儿童欢迎。糖浆剂因含糖量较高，易滋生微生物而变质，根据需要可加入抑菌剂。糖浆剂储存过程中不得出现霉变、酸败、产气等变质现象，允许有少量摇之易散的沉淀。

一、糖浆剂常见变异现象及原因

（一）霉变

由于制备糖浆剂的原料不洁净、蔗糖质量差、制法不当、包装不宜、含糖浓度偏低等原因，均可引起糖浆霉变，有时糖浆被微生物污染也可引起霉变。

（二）沉淀

如果糖的质量差，含可溶性杂质较多，含糖浓度低的糖浆剂可产生浑浊或沉淀现象。

（三）变色

加有着色剂的糖浆有时色泽会发生变化，这是由于色素的原因。此外，糖浆剂在生产中加热过久、在储存时温度过高，转化糖量会增加，也使糖浆的颜色变深、变暗。

（四）酸败和产气

含糖浓度低的糖浆剂滋生微生物后，微生物的新陈代谢会将糖分解，使糖浆剂酸败、产生气体，出现变酸、浑浊、瓶塞胀出等现象。

二、糖浆剂的验收

（一）包装检查

检查包装容器封口是否严密，有无渗漏液现象；瓶外是否清洁，有无黏结现象，有无未擦净的糖浆痕迹。

（二）外观性状检查

1. 对光检视糖浆是否澄清，应无浑浊、大量沉淀，允许有少量摇之易散的沉淀；有无糖结晶析出；同一批号的糖浆其色泽是否一致，有无变色、褪色现象；有无杂质异物。

2. 检查有无生霉、酸败。必要时开瓶尝闻，以确定有无因霉变引起的异臭、异味。糖浆剂的入库验收以肉眼观察为主，一般不宜开启瓶口，以防污染。

三、糖浆剂的储存养护重点

（一）一般储存养护

糖浆剂容易发生霉变、酸败、沉淀、变色等质量变异，因此糖浆剂应密封，避光置干燥处储存。

（二）防污染、防霉变

对于含糖80%以上的糖浆剂，微生物在其中不易繁殖，本身具有一定的防腐作用，但如果储存温度太低则易析出蔗糖结晶；对于含糖50%以下的糖浆剂，微生物容易滋生，一般加有抑菌剂，但在储存养护期间若包装封口不严被污染或受热会出现生霉、发酵、酸败、产气，甚至膨胀破裂，在潮热的地区更易发生此类现象。

糖浆剂储存时需特别注意防止药品因受热发生霉变、包装不严发生污染，炎热季节应将糖浆剂置于阴凉通风处，必要时采取降温措施；梅雨季加强检查包装封口，发现瓶盖长霉，用医用棉签蘸取75%乙醇擦洗，同时按出库原则加速流通。

🔍 案例分析

案例：

8月连下几场大雨后空气非常潮湿，保管员在对常温库内的药品进行检查时发现一批小儿百部止咳糖浆的瓶盖上出现霉点，查看库房的温湿度，发现温度达到36℃、相对湿度达到90%。

分析：

小儿百部止咳糖浆的含糖量为65%（g/ml），储存不当会引起生霉、发酵、酸败、发臭、产气。夏季温度湿度较高，储存时更应注意防霉变，应加强对库房温湿度的监测，必要时应采取降温措施，同时按出库原则加速流通。

（三）沉淀的处理

含有少量沉淀的糖浆剂，经振摇能均匀分散则可供药用。糖浆剂发生霉变、浑浊、大量沉淀时，则不能再供药用。

（四）冻结和解冻

糖浆剂尤其是含糖量低的糖浆剂在寒冷的季节和地区容易发生冻结，冻结时其质地比较松软，不易冻裂容器，放置在室温时可自行解冻；如不能解冻，可用温水浴解冻，但不得破坏其标签。一般含糖量在60%以上的糖浆剂可不需防冻。

❓ 课堂问答

磷酸可待因糖浆的含糖量为65%，储存不当会引起生霉、发酵、酸败、发臭、产气，主药磷酸可待因遇光分解变质，为中枢性镇咳药，属于麻醉药品。试着分析本品的储存养护方法。

任务 7-6　栓剂的储存养护

栓剂系指原料药物与适宜的基质等制成的供腔道给药的固体制剂。按施用腔道不同，分为直肠栓、阴道栓和尿道栓。直肠栓为鱼雷形、圆锥形或圆柱形等，阴道栓为鸭嘴形、球形或卵形等，尿道栓一般为棒状。栓剂常温下为固体，进入人体腔道后，在体温下能迅速熔融、软化或溶解于分泌液中，逐渐释放药物而产生局部或全身作用。

一、栓剂常见变异现象及原因

（一）软化变形
由于栓剂基质的影响，使栓剂遇热、受潮后均可引起软化变形，变形严重时则无法供药用。

（二）出汗
水溶性基质的栓剂有很强的引湿性，吸湿后表面沾有水珠，俗称"出汗"。

（三）干化
环境过于干燥、储存时间太长的栓剂，其基质的水分容易蒸发，使栓剂出现干化现象。

（四）外观不透明
水溶性基质在生产中方法不当或在储存中受潮，使栓剂发生浑浊泛白而呈不透明现象。

（五）霉变
栓剂在储存时放置太久，因微生物繁殖而霉变、腐败，使其产生刺激性。

二、栓剂的验收

（一）包装检查
1. 栓剂单个用防潮材料如蜡纸或锡箔等包裹并应存放于衬有防潮蜡纸的硬质盒内。栓剂之间要有间隔，不得互相接触。

2. 外包装的名称、批号、包装数量等是否与药品的内容物相符合，包装封闭是否严密，有无破漏、破损现象。印字应清晰、端正。

（二）外观性状检查

在入库验收时，要特别注意栓剂应无熔化现象，无干裂、软化、霉变、酸败等不良现象。

三、栓剂的储存养护重点

1. 栓剂一般置于30℃以下密闭储存，避免重压。油脂性基质的栓剂应格外注意避热，炎热的夏季最好贮于冰箱或冷库冷藏，注意防热和防潮。

2. 对受热易熔化、遇光易变质的栓剂应密闭、避光，置阴凉处储存。

3. 甘油明胶基质的栓剂要注意清洁卫生，防止异物、微生物污染，既要防止其受潮软化、变形、霉变、变质，又要避免其干化、变硬或收缩，所以封口要严密，应密闭、阴凉处储存。

4. 储存时间不宜过长，储存中不得出现软化、变色、变形、熔化、腐败、酸败、霉变现象。

? 课堂问答

1. 聚维酮碘栓为棕红色栓，用于治疗念珠菌性外阴阴道炎、细菌性阴道病及混合感染性阴道炎，也可用于痔疮。主药聚维酮碘见光易分解，请分析其储存养护方法。

2. 甘油栓为无色或几乎无色的透明或半透明栓，用于小儿及年老体弱者便秘的治疗。由甘油和硬脂酸钠制成，受热易软化变形，具有引湿性，吸潮后变软、变成不透明且表面附有水珠，久置干燥空气中易干化。请分析其储存养护方法。

任务7-7　软膏剂、乳膏剂、糊剂和眼用半固体制剂的储存养护

软膏剂系指原料药物与油脂性或水溶性基质混合制成的均匀的半固体外用制剂。因原料药物在基质中的分散状态不同，分为溶液型软膏剂和混悬型软膏剂。软膏剂的

基质可分为油脂性基质和水溶性基质，油脂性基质常用的有凡士林、石蜡、液体石蜡、硅油、蜂蜡、硬脂酸、羊毛脂等，水溶性基质主要有聚乙二醇。

乳膏剂系指原料药物溶解或分散于乳状液型基质中形成的均匀的半固体制剂。由于基质不同，可分为水包油型乳膏剂和油包水型乳膏剂。

糊剂系指大量固体粉末（一般含固体粉末25%以上）均匀地分散在适宜的基质中组成的半固体外用制剂。可分为含水凝胶性糊剂和脂肪糊剂。

眼用半固体制剂包括眼膏剂、眼用乳膏剂和眼用凝胶剂。眼膏剂系指由原料药物与适宜的基质均匀混合，制成溶液型或混悬型膏状的无菌眼用半固体制剂。眼用乳膏剂系指由原料药物与适宜的基质均匀混合，制成乳膏状的无菌眼用半固体制剂。眼用凝胶剂系指由原料药物与适宜的辅料制成凝胶状的无菌眼用半固体制剂。

软膏剂、乳膏剂、糊剂和眼用半固体制剂均属于半固体制剂，但眼用半固体制剂的质量要求要高于前三者，主要要求是无菌，它们的储存养护方法基本相同。

一、软膏剂、乳膏剂、糊剂和眼用半固体制剂常见变异现象及原因

软膏剂、乳膏剂、糊剂和眼用半固体制剂储存不当可发生酸败、异臭、变色、油水分离、发硬、霉变等现象。植物油或脂肪性基质制成的软膏剂易发生酸败，并产生异臭，储存温度过高易油水分离，储存温度过低易发硬；水溶性基质制成的软膏剂久储或温度过高水分蒸发，会使软膏发硬；不溶性药物制成的水溶性软膏剂长时间储存或受冻药物与基质易发生分离；含不溶性药物的油脂性基质的软膏剂温度过高基质会熔化变稀，药物易沉于底部而分离；乳膏剂是乳剂型基质，久储、受冻、剧烈振动后易因乳析或破裂出现油水分离；水溶性基质的软膏剂的含水量较多，易发生霉变。

二、软膏剂、乳膏剂、糊剂和眼用半固体制剂的验收

（一）包装检查

检查包装容器密封是否严密，在运输过程中因挤压碰撞有无破损、漏药现象，这是检查的重点。

（二）外观性状检查

必要时查看质地是否均匀、细腻，有无油水分离、发硬、霉变、酸败、胀气、变色等现象。

三、软膏剂、乳膏剂、糊剂和眼用半固体制剂的储存养护重点

1. 软膏剂储存的温度越低，软膏内的微生物、霉菌、酶的活性越小；接触的空气越少，则软膏的分解过程也进行得越慢。故软膏剂应避光密封储存于凉爽、干燥处。

2. 锡管软膏已具备遮光和密封条件，在30℃以下储存即可，避免受压；塑料管软膏因具有透气性，若系亲水性和水溶性基质的软膏，应避潮湿、避光储存，并避免重压和久贮；玻璃瓶软膏若是无色瓶，必要时应考虑采用遮光外包装，一般应密封在干燥处储存，不得倒置，避免重摔；扁盒（金属盒、塑料盒、纸板盒）已达到避光要求，仅须密封，储存于干燥处，防止重压，纸盒装不宜久贮。

3. 具有特殊气味的软膏剂应注意其封口的密封性，隔离储存于阴凉处。

4. 眼用软膏剂的包装已经经过灭菌处理，不能随便启封，以防微生物污染。

5. 所有软膏剂在储存中不得出现变色、油水分离、发硬、异臭、酸败、霉变等现象。

6. 乳膏剂应避光密封置25℃以下储存，不得冷冻。储存中不得出现酸败、异臭、油水分离、变色、变硬、胀气等现象。

7. 糊剂应避光密闭储存，置25℃以下储存，不得冷冻。储存中不得出现酸败、异臭、变色、变硬等现象。

8. 眼用半固体制剂应遮光密封储存。储存中不得出现异臭、变色、分层等现象。

> **知识链接** ···

使用有效期内的药品还需注意的两个问题

药品超过有效期或外观出现异常现象后均不可再使用，但这不代表有效期内外观正常的药品都可以放心使用，还需注意以下两个问题。

1. 看药品是否处于开封启用后的使用期限内。如《中华人民共和国药典》（2020年版）四部的制剂通则中明确规定，眼用制剂"启用后最多可使用4周"（如说明书中明确注明启用后多久用完，则以说明书规定为准）。糖浆剂一般建议开封启用后夏季使用期限不超过1个月，冬季不超过3个月。

2. 看药品是否在规定的条件下储存。药品说明书中明确标有药品的贮藏条件，若发现药品未在规定的条件下储存，即使在有效期内且未发生外观改变也不可使用。因为不恰当的储存条件会使药品发生一系列理化反应，这些变化可能不会被肉眼察觉，但却可导致药效降低，甚至使用后会对人体健康产生危害。

1. 鱼石脂软膏为棕黑色软膏，有特臭，用于治疗疖肿，受热会使鱼石脂与基质分离。试分析其储存养护方法。
2. 醋酸曲安奈德乳膏为白色乳膏，主要用于治疗过敏性皮炎、湿疹、神经性皮炎等，基质属于水包油型乳剂基质，久贮或受冻后会出现水相与油相分离的现象，失去均匀性，含水量大，受热易霉变。试分析其储存养护方法。

任务 7-8　原料药的储存养护

原料药系指用于药品生产中的任何一种物质或物质的混合物，只有加工成为药物制剂，才能成为可供临床使用的药品。原料药根据存在状态，可分为固体原料药和液体原料药。

原料药的质量好坏决定制剂的质量好坏，因此要做好原料药的储存和养护工作，首先要了解药物的理化性质和生物特性，其次要熟悉它们受各种因素影响而引起的质量变异情况和特点，从而采取行之有效的管理方法，保证药品质量。

一、原料药常见变异现象及原因

（一）风化

许多含有结晶水的原料药易风化，从而失去部分或全部结晶水，使重量减少，如硫酸钠、硫酸阿托品等。风化后的药品其化学性质一般不变，但影响使用剂量的准确性，特别是有毒药品，可能会造成超剂量给药而引起中毒。

（二）吸潮

原料药因储存不当，可发生吸潮，吸潮后可发生结块、粘连、潮解、稀释甚至霉变、分解变质等现象。如甘油易吸潮稀释，青霉素吸潮水解失效。

（三）挥发

具有挥发性的原料药因包装和储存条件不当，会发生挥发。如乙醇、挥发油等，麻醉乙醚因挥发还会引起燃烧、爆炸。

（四）变色

某些原料药遇光、热、氧气易被氧化分解而变色，变色后往往降低或失去疗效，甚至产生有毒物质。如甘汞变深灰色时对人体有害，肾上腺素变棕色后即失去疗效等。

（五）异臭、异味

原料药因贮藏保管不当而发生化学变化常产生异臭或异味。如含蛋白质的原料药易腐烂发臭，各种挥发油氧化变质产生臭味等。

（六）霉变生虫

生药、生化药品等原料药受热受潮后易发生霉变生虫，如胃蛋白酶、胰岛素、很多生药粉末等。无机和有机原料药一般不容易霉变生虫。

（七）效价减失

抗生素、生化药品等久贮或贮存不当，随着有效期临近，其效价（含量）会逐渐下降乃至完全消失，或者会增加毒性。

二、原料药的验收

（一）包装检查

检查包装是否完好，名称、批号、数量、封口、印字等符合要求。

（二）外观性状检查

检查色、臭、味应符合规定，无结块、溶化或风化，无灰尘、纸屑等杂质，无霉变、发臭、虫蛀、鼠咬等现象。

三、原料药的储存养护重点

1. 一般原料药都应密闭储存养护，注意包装完好、不受损坏，严防灰尘等异物污染。

2. 凡吸潮能发生变化的原料药，储存时应注意防潮，包装密封，于干燥处储存。如碳酸氢钠。

3. 易风化的原料药储存时应注意包装严密，不能放置在过于干燥或通风的地方，置于凉处储存。如咖啡因。

4. 对光敏感的原料药遇光易变质失效，储存时要避光，置于深色遮光容器中，密闭于阴暗处保存。如维生素C。

5. 易吸收二氧化碳的原料药不能露置于空气中，应密封，避免与空气接触。如氧化锌。

6. 具有特殊异臭、异味或挥发性的原料药（如薄荷脑、樟脑、碘等）必须与吸附性强的原料药（如药用炭、淀粉、乳糖、葡萄糖、氢氧化铝等）分隔储存，防止相互串味，避免近旁、同柜、混合堆放。

7. 生化药品及含蛋白质、肽类的原料药易受温度、光、水分和微生物的影响，引起霉变、腐败、生虫等，使有效成分被破坏或产生异臭。这类原料药要注意密封，一般置于阴凉干燥避光处储存。

8. 抗生素类原料药应在干燥、凉暗处储存，掌握"先产先出，近期先出"的原则。如头孢唑林钠、青霉素钠等。

9. 危险品除按规定储存外，应远离一般库房，置于凉暗处防火储存。

🟢 案例分析

案例：

某日下午，在药品仓库工作的小李进行例行检查，走到原料药阿司匹林处，发现有一包药品直接存放在地面上，仔细一闻，有一股醋酸味。他马上通知质管部门，质管部人员立即前来取样，以检查其质量是否符合规定。然后检查了其他阿司匹林是否密封完好，同时保持环境干燥。

分析：

阿司匹林系解热镇痛和抗血小板聚集药，外观为白色结晶或结晶性粉末，无臭或微带醋酸臭，味微酸。阿司匹林在干燥空气中稳定，遇湿气即缓缓水解成水杨酸与醋酸。该药品直接存放在地面上，容易受潮，发生水解，产生醋酸臭。储存养护方法为密封，在干燥处储存。如有明显的醋酸臭或贮存时间过久，应检查其分解产物"游离水杨酸"是否符合《中华人民共和国药典》2020年版的规定。

❓ 课堂问答

找出下列情境中药品储存保管的不当之处，并写出正确的储存养护方法。

情境1：第二季度保管员正在对阴凉库内的原料药进行检查，库内的温度为18℃、相对湿度为60%，巡查时发现樟脑原料药的包装不严，且被放置在与药用炭相邻的货架上。

情境2：梅雨季保管员对常温库内的原料药进行检查，库房内的温度为34℃、相对湿度为85%，发现一批甲状腺粉被放在靠近窗子的货架上。

1. **注射剂的储存养护重点**　一般注射剂均应避光储存。主药受热易变质的应注意防热，以水为溶剂的冬季需防冻防裂，注射用粉针应注意防潮。

2. **片剂的储存养护重点**　一般片剂均应密封储存防止受潮。含挥发性成分的注意防热，主药对光敏感的注意避光。

3. **胶囊剂的储存养护重点**　胶囊剂应密封储存，其存放环境温度不高于30℃，湿度应适宜，防止受潮、霉变、变质。

4. **颗粒剂的储存养护重点**　颗粒剂应密封储存于干燥处，防止受潮。含挥发性成分的置于阴凉、干燥处密封储存，主药遇光易变质的防止日光直射。

5. **糖浆剂的储存养护重点**　糖浆剂应密封，避光置干燥处储存。储存时注意防霉变、防污染。

6. **栓剂的储存养护重点**　栓剂一般置于30℃以下密闭储存，避免重压。

7. **软膏剂、乳膏剂、糊剂和眼用半固体制剂的储存养护重点**　软膏剂应避光密封储存于凉爽、干燥处。乳膏剂应避光密封在25℃以下储存，不得冷冻。糊剂应避光密闭在25℃以下储存，不得冷冻。眼用制剂应避光密封储存。

8. **原料药的储存养护重点**　一般原料药都应密闭储存养护，注意包装完好、不受损坏，严防灰尘等异物污染。对一些性质不稳定的药物，按照其特点分类储存养护。

● · · · · 思考题 ·

一、　**填空题**

1. 易吸收二氧化碳的原料药不能露置于空气中，应＿＿＿＿＿＿＿，对光敏感的原料药储存时要＿＿＿＿＿＿＿，具有特殊异臭、异味或挥发性的原料药必须与＿＿＿＿＿＿＿的原料药分开储存，以防相互串味。

2. 片剂储存时应注意＿＿＿＿＿＿＿，糖浆剂储存时主要注意＿＿＿＿＿＿＿，栓剂的储存温度一般不得超过＿＿＿＿＿＿＿。

二、　**简答题**

1. 简述注射剂储存中易出现哪些变异现象，该如何对注射剂进行储存养护。

2. 简述片剂在储存中易出现哪些变异现象，该如何对片剂进行储存养护。

3. 简述胶囊剂、颗粒剂、糖浆剂、栓剂的储存养护要点。

三、 案例分析

异烟肼片为白色或类白色片，主要用于结核病的治疗。主药异烟肼受潮湿、光、热、重金属离子影响可发生氧化反应使颜色加深，遇二氧化碳也会变质。请根据其特点写出正确的储存养护方法。

（乔媛媛）

实训十　几种常用剂型及原料药的储存养护

【实训目标】

1. 能按照药品的贮藏要求将药品储存于温湿度适宜的库中。

2. 会根据在库药品的质量稳定性和剂型特点分析其储存养护重点。

3. 具有药品质量第一、保证患者用药安全的意识。

【实训准备】

1. 实训环境　模拟药品库房，划分为常温库区、阴凉库区、冷库区（可将3个货架分别设定为常温库、阴凉库和冷库）。

2. 实训用物　药品实物或模拟药品（具体药物可根据具体情况选择确定）、库区标牌（常温库、阴凉库和冷库）、胸牌。

【实训内容】

1. 查询以下药品的正确贮藏条件。

药品：葡萄糖氯化钠注射液（500ml：葡萄糖25g与氯化钠4.5g）、注射用磺胺嘧啶钠、精蛋白锌胰岛素注射液、冻干静脉注射用人免疫球蛋白、胰酶肠溶片、复方甘草片、维生素E软胶囊、对乙酰氨基酚颗粒、克霉唑栓、复方满山红糖浆（含糖量为45%）、红霉素软膏（基质为凡士林和液体石蜡）、吲哚美辛乳膏、氯化钙原料药、盐酸吗啡原料药、高锰酸钾原料药。

2. 根据药品的贮藏要求将药品摆放到相应的库区中。

序号	名称	正确贮藏条件	存放库区
1			
2			
3			
4			
5			
6			
7			
8			
9			
10			
11			
12			
13			
14			
15			

3. 根据药品的质量稳定性和剂型特点分析其储存养护重点，完成下表。

序号	名称	储存养护重点
1		
2		
3		
4		
5		
6		
7		

序号	名称	储存养护重点
8		
9		
10		
11		
12		
13		
14		
15		

【实训评价】

评分标准：满分100分，以个人为单位进行评议。

编号	检查项目	评分标准	分值	得分
1	态度	工作认真仔细，遵守课堂纪律	5	
2	药品的正确贮藏条件	查询并写出药品的正确贮藏条件	15×2	
3	库区选择	将药品存放在正确的库区	15×2	
4	药品的储存养护重点	根据药品特点写出储存养护重点	15×2	
5	着装	按要求着装，规范整洁，佩戴胸牌	5	
合计得分				

【注意事项】

1. 药品的贮藏方法应以说明书和《中华人民共和国药典》（2020年版）为依据。

2. 可先由学生交叉互评打分，再由教师评价打分，最终得分=学生交叉互评打分×40%+教师评价打分×60%。

3. 实训用药品可以根据实际情况选定，也可以用药品模型代替。

（乔媛媛）

项目八
中药储存养护

学习目标

知识目标：

- 掌握中药的分类储存技术。
- 熟悉中药的质量变异现象及原因。
- 了解常见易变中药的养护技术。

能力目标：

- 能按要求完成中药养护工作。
- 能对中药质量变异现象进行判断并处理。
- 会正确处理药品养护中存在的异常问题。

素质目标：

- 具有操守廉洁和诚实守信的职业道德准则和行为规范。
- 具有严谨认真的工作态度，为中药的传承创新贡献力量。
- 具有正确的法律意识和良好的沟通合作意识。

情境导入

情境描述：

据《中国疫病史鉴》记载，从西汉到清末，中国发生过300次以上的大型瘟疫。但每次瘟疫，中医药都未缺席。在现代的各种危害人民健康的复杂病症治疗中，中医药同样优势凸显。中国古代抗疫经验的灵活现用，很多有效方药被研制、筛选，中西医结合、中西药并用是中医药传承创新的生动实践。中医药人在抗击新型冠状病毒感染疫情的过程中经过临床实践和总结，筛选出金花清感颗粒、连花清瘟胶囊、血必净注射液，以及清肺排毒汤、化湿败毒方、宣肺败毒方等有明显疗效的"三药三方"。其中，"三药"之一血必净注射液对抑制"炎症风暴"具有明确功效，格外引人注目。

学前导语：

中医药是我国文化瑰宝，无数事例已证明了中医药的科学有效，但前提是必须保证中药的质量合格，才能保证中药临床使用的安全、有效，这也是中药传承创新的基本保障。中药的合理储存与养护是保证中药质量的重要环节。本项目将带领大家学习中药入库验收、储存、养护的基本知识。

任务 8-1　中药入库验收及质量检查

中药是指在我国传统医药理论指导下，能够预防、治疗疾病的药用物质及其制剂。中药是人类在长期与自然界、疾病作斗争的过程中不断发现与积累的智慧结晶，其成方及剂型是经过数百年逐渐演变和发展过来的成果。中药包括中药材、中药饮片和中成药三大类。中药材是指取自植物、动物、矿物、海洋生物及天然产物的某一部分或全体，并经初加工后（主要是除去非药用部分）作为药用的物质。因其多为完整的药用部位，药材行业俗称"个货"。中药饮片是指中药材经过炮制后可直接用于中医临床或制剂生产使用的处方药品。中成药是指在中医药理论指导下，以中药材、中药饮片为原料，按照规定的生产工艺及质量标准制成的一定剂型。为了保证临床用药的安全有效，在中药入库前必须进行质量验收，入库后进行必要的储存与养护。

中药的储存与养护是采取科学、合理、经济、有效的手段，采用干燥、降氧等养护方法，采取防潮、防虫、防鼠等措施，控制调节中药的储存条件，并对中药的储存质量进行定期检查及维护，达到有效防止中药变质、确保储存中药质量的目的。

一、中药入库验收的基本要求

为保证入库中药数量准确，质量完好，防止假冒、伪劣中药入库，GSP要求企业对所购中药的包装、品种的真伪、质量的优劣进行全面检查，对符合要求的予以接收入库，对不符合要求的予以拒收，并建立相应的记录，实施批准文号管理的中药饮片、中成药还应当记录批准文号。验收不合格的还应当注明不合格事项及处置措施。

（一）验收人员、场所及设备要求

1. 验收人员　从事中药材、中药饮片验收工作的，应当具有中药学专业中专以上学历或者具有中药学中级以上专业技术职称；直接收购地产中药材的，验收人员应当具有中药学中级以上专业技术职称，且应当在职在岗，不得兼职其他业务工作，还要进行与其职责范围和工作内容相关的岗前培训和继续培训，身体健康（应当进行岗前及年度健康检查，并建立健康档案），无传染病病史。

2. 验收场所　企业应当有与其经营规模相适应的、光线充足、清洁干燥、符合卫生要求的验收场地，验收业务应在相应的待验区域进行。

3. 验收设备　验收应有必要的验收设备，包括白瓷盘、剪刀、放大镜、冲筒（又称探子，检查细小的果实、种子类药材）、标本等。

（二）验收依据

1. 国产中药　依据《中华人民共和国药典》（2020年版）一部、国家药品监督管理部门颁布的药品标准、《全国中药饮片炮制规范》、地方炮制规范、《中药饮片质量标准通则（试行）》等进行验收。

2. 进口药材　依照《中华人民共和国药品管理法》《药品进口管理办法》《药品经营质量管理规范》《进口药材管理办法》等有关法律法规进行验收。

3. 其他依据　进货合同、入库凭证上所要求的各项规定。

（三）验收抽样

1. 外包装要求　抽取样品前，应注意品名、产地、规格等级及包件式样是否一致。检查包装的完整性、清洁程度及有无水迹、霉变或其他物质污染等情况，并详细记录。凡有异常情况的包件应单独检验。

2. 抽样数量　应按GSP要求的抽样原则，当该批号总件数$X \leqslant 2$时，应逐件抽样查验；当该批号总件数$X \leqslant 50$时，应至少抽样3件进行开箱查验；当该批号总件数$X > 50$时，应在抽样3件的基础上，每增加50件应至少加抽1件，不足50的增加件数应按50计。

3. 抽样方法　应查验件（即整件）的抽取应按堆垛码放情况，以前上、中侧、后下的堆码层位置顺序随机抽取应抽件数；最小包装单位的样品，应从每件的左上、中、右下不同部位抽取3个以上最小包装单位。

4. 最小包装取样量　每件应抽取3个以上最小包装单位作为供检查验收的样品；如发现外观现象异常时，应加倍抽样复查；需送检药品到具备资质的药品检验所检测时，应按检测标准用量的3倍计算抽样总量。

二、验收内容与方法

（一）中药材的验收内容与方法

1. **数量验收** 检查来货与原始凭证的内容是否相符、数量是否准确，不符合要求的要查明原因，及时处理。

2. **外包装检查** 中药材应有外包装（包装标识：品名、数量、产地、供货单位、毛重、净重）等，并附有质量合格证。外包装有无松散、破漏、油渍、潮湿；周围及四角有无虫迹；内层防潮衬纸及内包装有无破碎、渗漏等。凡有异常包装的应单独存放，查明原因，及时处理。

3. **性状鉴定** 根据《中华人民共和国药典》（2020年版）一部中各品种的性状内容，主要通过眼看、手摸、鼻闻、口尝、水试、火试等方法，观察药材的形状、大小、色泽、表面特征、质地、断面特征、气味等，发现性状异样的，及时抽样送质检部门进行显微鉴别和理化鉴别。

🔗 **知识链接**

性状鉴定常用方法

1. **目测**

（1）看形状：药材的外形特征，如防风的根茎部分似蚯蚓头。

（2）看大小：药材的大小（指长短、粗细、厚薄）。

（3）看色泽：药材表面的颜色和光亮程度，如阿胶呈棕黑或乌黑色、石膏呈绢丝光泽。

（4）看表面：看药材的表面或表面的具体特征，如枇杷叶的毛、苍耳子的刺、黄连的鳞叶、天麻的鹦哥嘴等。

（5）看断面：通过观察断面，看药材的软硬、坚韧、疏松、粗糙或粉性等特征。

2. **鼻闻** 指用嗅觉闻中药材特有的气味。检查气味时，可直接闻或在折断、破碎、搓揉及热水湿润后检查。

3. **口尝** 指直接用口尝或取小量咀嚼，或加开水浸泡后尝浸出液的方法。

4. **纯度与内在质量检查** 根据《中华人民共和国药典》（2020年版）的要求，检查中药材的含水量、灰分及杂质是否在安全限度内。对当年产的新货或当地直接收购的药材，更应注意其水分含量，水分过大的须进行干燥。杂质较多的需做净制处理等。对要求做浸出物和含量测定的药材，根据《中华人民共和国药典》（2020年版）的要求，进行相关指标测定，符合规定要求的方能入库。

5. 毒、麻、贵细药材的验收　必须实行双人验收制度，逐件逐包进行验收，如发现原包装异样或短少，验收员应写出报告，及时查明原因。

（二）中药饮片的验收内容与方法

依据《中华人民共和国药典》（2020年版）一部、《全国中药饮片炮制规范》、合同约定的质量条款等对中药饮片进行验收。验收毒性中药饮片，必须检查生产企业是否持有"毒性中药材的饮片定点生产证"。除验收数量、检查包装外，重点需检查饮片有无该制不制、以生代制等情况。

1. 数量和外包装验收　与中药材验收的内容相似，检查数量及外包装标识（包括品名、产地、生产企业、生产日期、重量等）。但对于实施批准文号管理的中药饮片，还必须检查包装上是否注明批准文号。

2. 外观性状检查　检查方法与中药材相似，但不同类型的药材饮片按不同的质量验收标准验收。若有性状异样，应参照《中华人民共和国药典》（2020年版）进行显微鉴别和理化鉴别，以帮助确定真伪。

🔗 **知识链接**
_____

饮片验收

1. **切制类饮片验收**　极薄片（镑片）为0.5mm以下，薄片为1~2mm，厚片为2~4mm。切段饮片的短段为5~10mm，长段为10~15mm，块应为8~12mm的方块。切丝包括细丝为2~3mm，粗丝为5~10mm。以上均要求片形均匀。其他不宜切制者，一般应捣碎或碾碎使用。

2. **炮制类饮片验收**
（1）炒制品：清炒或辅料炒均要求色泽均匀。
（2）烫制品：色泽均匀，质地酥脆，无僵片、糊片。
（3）煅制品：煅透，酥脆易碎，研粉应颗粒均匀。
（4）蒸制品：煮透，无生心。有毒中药材煮制后，应口尝无麻舌感。
（5）爆花药材：如王不留行其开花率应在80%以上。

---

3. **纯度检查与内在质量验收**　与中药材一样，根据《中华人民共和国药典》（2020年版）所规定的方法测定，但不同的饮片要求不同。切制饮片的含水量不应超

过13%，片形均匀、整齐，色泽鲜明，表面光洁，无污染，无泛油，无整体片、连刀片、斧头片、翘边等。不规则片不得超过15%，灰屑不超过3%。若不符合规定，则需进行相应的加工，符合规定后再入库。

4. **毒性饮片的验收** 包装符合规定；实行双人验收、双人签字的制度。

（三）中成药的验收内容与方法

中成药包括丸剂、散剂、颗粒剂、片剂、胶囊剂、注射剂、合剂、膏剂等。《中华人民共和国药典》（2020年版）一部收载的剂型有20多种。

🔗 **知识链接** ···

中药剂型

1. **丸剂** 分为蜜丸、水蜜丸、水丸、糊丸、蜡丸和浓缩丸等类型。如牛黄上清丸、小金丸、安宫牛黄丸、逍遥丸等。

2. **散剂** 分为内服散剂和外用散剂。如银翘散、七厘散等。

3. **颗粒剂** 如板蓝根颗粒、龙牡壮骨颗粒等。

4. **片剂** 如三七片、西瓜霜含片、小儿消食片、小柴胡片、牛黄解毒片等。

5. **糖浆剂** 如急支糖浆、小儿止咳糖浆等。

6. **合剂** 如复方大青叶合剂、柴胡口服液等。

7. **胶囊剂** 如连花清瘟胶囊、藿香正气软胶囊等。

8. **膏药** 分为黑膏药和白膏药。如狗皮膏、伤湿止痛膏等。

9. **注射剂** 如清开灵注射液、注射用双黄连（冻干）等。

10. **栓剂** 如银翘双解栓、麝香痔疮栓等。

中成药依据法定质量标准、合同质量条款对品名、质量、合格证、批准文号、生产批号、注册商标、标签、包装、规格、数量、生产厂名、厂址、说明书等进行验收。还需进行外观检查、内在质量（包括水分、微生物限度、崩解时限）等检查。常用中成药剂型的外观质量要求如下（表8-1）。

表8-1 常用中成药剂型的外观质量要求

剂型	外观质量要求
丸剂	应圆整均匀、大小一致、色泽一致。大蜜丸应细腻滋润，软硬适中，无皱皮。蜡丸表面应光滑无裂纹，丸内不得有蜡点和颗粒

剂型	外观质量要求
散剂	应干燥、疏松、混合均匀、色泽一致
颗粒剂	干燥、均匀、色泽一致，无软化、吸潮、结块、潮解等现象
片剂	完整光洁、色泽均匀，有适宜的硬度
糖浆剂	应澄清，在贮存期间不得有霉变、酸败、产气或其他变质现象
煎膏剂（膏滋）	无焦臭、异味，无糖结晶析出
合剂（口服液）	应澄清，不得有霉变、酸败、异物、变色、产气或其他变质现象，允许有少量摇之易散的沉淀
胶囊剂	整洁，不得有黏结、变形、渗漏或外壳破裂现象，并应无异臭
酒剂	须静置澄清，允许有少量摇之易散的沉淀
膏药	油润细腻、光亮、老嫩适度，摊涂均匀，无飞边缺口，加温后能粘贴于皮肤上且不移动。其中黑膏药应乌黑、无红斑；白膏药应无白点
注射剂	注射液主要检查色泽、结晶析出、浑浊沉淀、长霉、可见异物、冷爆、瓶裂、封口漏气、瓶盖松动及安瓿印字等
栓剂	外形应完整光滑，能融化、软化或溶化，有适宜的硬度

三、验收中的常见问题及其处理

药品验收中可能会发现诸如货单不符、数量短缺、包装破损、标志不清、证件不齐、质量异常不符合要求等问题，应区别不同情况，及时处理。

1. 货单不符　在收货过程中，如发生货物与随货同行单所列的内容不符，应暂停收货，仓库管理人员将查明不符的药品通知采购部门联系供应商。

2. 数量短缺　在大数点收中，如发生件数与随货同行单所列不符，数量短缺，应立即在随货同行单上批注清楚，应按实数签收；同时仓库管理人员将查明短缺药品的品名、规格、数量，通知采购部门联系供应商。

3. 包装异常　物品接收时，如发现包装有异常，仓库管理人员应会同送货人员开箱、拆包检查，查明确有残损或细数短少情况，由送货人员出具药品异常记录，或在送货单上注明。同时，应另行堆放，等待处理。

4. 药品异常　指接货时发现药品异常和损失的问题。在大数点收的同时，对每件药品的包装和标志要进行认真查看，如果发现异状包装，必须单独存放，并打开包装详细检查内部药品有无短缺、破损和变质，逐一查看包装标志。

5. 细数不符　在开箱、拆包核点药品细数时，如发现细数不符，应通知采购部门，由采购部门联系供应商。

6. 质量问题　开箱、拆包验收而发现药品有残损、变质情况，仓库管理人员应将残损药品另列，好、坏分开堆存，保持原状，并及时通知供应商，以便检查和处理。对真伪优劣难确定或有质量疑问的中药，应按规定取样，同时填写质量反馈单，送质量检验室进行鉴定或检测。

7. 中药的拒收　对验收不合格的中药，应填写中药拒收报告单，报质量管理部门审核签署意见后通知业务部门，并存放于不合格药品区内。

任务 8-2　中药的储存

一、中药材的分类储存

中药材包括植物药、动物药和矿物药。我国医药商品企业通常按药用部位，将中药材分为根与根茎类；叶、花、全草类；果实与种子类；茎、皮类；菌类；树脂类；动物类；矿物类及其他类等。由于中药品种较多，化学成分复杂，储存要求也不尽相同。因此必须采用有效的保管措施，以达到保证药材质量的目的。根据上述原则，企业通常将入库药材根据性质和药用部位不同进行分类储存保管。

（一）根及根茎类药材

根及根茎类药材个体肥大，干燥后多质地坚实，耐压性强。由于其来源不同，所含的成分复杂，多易受外界因素影响而变异。因此对根及根茎类药材的储存，应根据储存性能，实行分类储存。

1. 养护措施　根据储存特点实行分类储存，选择阴凉干燥的库房，具备通风、吸湿等硬件设施。严格温湿度管理，温度一般控制在25℃以下，相对湿度在35%~75%。常检查货垛，防倾斜倒塌。易泛油药材的货垛不宜过高过大，注意通风散潮；含淀粉、糖分和黏液质的药材受潮受热易粘连结块甚至发酵，宜堆通风垛，保持空气流畅。如地黄、天冬、黄精、玉竹、山药、天花粉等。

2. 储存实例

【党参】 本品为桔梗科植物党参、素花党参或川党参的干燥根。水分不得过16.0%，置通风干燥处，防虫蛀。

本品含蔗糖、菊糖、党参皂苷，微量生物碱、甾醇、挥发油等。易被虫蛀、霉变和泛油。置于通风干燥处，夏季要暴晒1~2次，密闭于容器中。

> **课堂问答**
>
> 夏季来临，某药店中药柜中的当归吸潮变软、泛油、变色，该如何处理？

【三七】 本品为五加科植物三七的干燥根和根茎。水分不得过14.0%，置阴凉干燥处，防虫蛀。

本品含人参皂苷、三七皂苷及黄酮类化合物。三七的干燥品置干燥通风处，每年夏季暴晒1~2次，较易保管。但受潮容易霉变，亦可生虫，故夏季最好贮于石灰密封箱或坛中，切忌受潮。

> **知识链接**
>
> 三七的储存
>
> 将三七密封于箱内，每箱装20kg，内放木炭或者氯化钙0.5kg、明矾1.5kg，另加1.5~2kg石灰，同时置于箱内，可安全度夏。

（二）花类药材

不同的花类药材都含有花色素，呈不同的颜色，具较强的亲水性，有芳香气味。若储存不当可吸湿返潮发生霉变，久置空气中易变色、虫蛀、气味散失；质地疏松的花还易"散瓣"。鉴于上述情况，花类药材宜采用阴干或晾晒法干燥，避免火烤、暴晒。

1. 养护措施 宜选用干燥阴凉的库房，设专库和容器按品种保管，用木箱或纸箱包装，分类储存，注意洁净，养护既要保持色香，又要防止串味。防止污染，避免火烤、暴晒。注意防潮，相对湿度控制在70%以下，温度不超过25℃。货垛不宜过高，应适当通风，避免重压，避免阳光直射，防止花朵受损、垛温升高，常采用阴干或晾晒法干燥。

2. 储存实例

【红花】 本品为菊科植物红花的干燥花。水分不得过13.0%，置阴凉干燥处，防潮，防虫蛀。

本品含红花苷、新红花苷、色素等。易变色、生虫。受潮堆压易发热，甚至毁损变质。仓虫吐丝易使花被相互粘连结串。为了防止变质，多在雨季之前进行检查，如果受潮可开箱晾晒，热气凉透，装于木箱或铁桶内，梅雨季不再开箱，免受湿气影响，发生变质现象。但应注意不宜暴晒，更不可用硫熏。

> ⑦ **课堂问答**
>
> 夏季梅雨季来临，某药店的西红花为防止其吸潮变色，该如何养护？

（三）果实及种子类药材

果实类药材的组织结构变化大，成分复杂，性能各异，尤其浆果、核果等因富含糖分，故易黏结、泛油、霉变和虫蛀；果皮含挥发油，易散失香气、变色，如橘皮易散失香气、变色；种子类药材含淀粉、蛋白质和脂肪等营养物质，易酸败泛油、生虫。

1. 养护措施 根据本类药材的性质不同，储存保管应选干燥通风的库房，以防潮为主，避免高温火烤、暴晒。库温应在25℃以下，相对湿度控制在75%以下。货垛不宜过高。对枸杞子、瓜蒌、大枣、桂圆肉等质地软润、不耐重压的中药，宜使用硬质材料包装盛放，且要经常观察。

2. 储存实例

【枸杞子】 本品为茄科植物宁夏枸杞的干燥成熟果实。水分不得过13.0%，置阴凉干燥处，防闷热，防潮，防虫蛀。

本品含枸杞多糖、甜菜碱、氨基酸等成分。储存保管不当易泛油变色；返潮致水分析出外表或高温糖分外渗，出现黏结、霉变、虫蛀、泛油变黑。夏季应预防生虫，以免降低药材质量。

> 🔗 **知识链接**
>
> #### 柏子仁的养护
>
> 本品为柏科植物侧柏的干燥成熟种仁，水分不得过6.0%，置阴凉干燥处，防热，防蛀。贮藏期间与滑石粉、明矾共同密封，可防泛油、生霉。

（四）全草类药材

全草类药材常呈绿色，储存期间受温湿度和日光等影响，可发生变色。含挥发油的药材如薄荷、紫苏、藿香等久储挥发油挥发，香气变淡而降低药效。

1. 养护措施 本类药材不宜暴晒或高温干燥，储存的库房应干燥通风，光照勿过强。堆垛注意垫底防潮，保持清洁，避免重压破碎，定期检查、倒垛、散潮，以减少霉变和不必要的损耗。

2. 储存实例

【薄荷】 本品为唇形科植物薄荷的干燥地上部分。水分不得过15.0%，置阴凉干燥处。

本品主含挥发油，油中含薄荷脑70%~90%、薄荷酮10%~12%，此外还含有乙酸薄荷酯等。受潮易霉变、变色、香气易散失。受潮后的处理方式为摊晾，忌暴晒，久晒则绿叶变黄，香气挥散，不宜久储。本品含挥发油不得少于0.80%（ml/g）。

（五）树脂、干膏类药材

此类药材具有受热熔化、变软、黏结的特点，储存不当时不仅会使外观变形，而且易黏附包装或发生流失污染、生虫、发酵、变色等。

1. 养护措施 储存于干燥、阴凉、避光的库房或者选择防潮容器密封。库温应控制在30℃以下。存放阿魏等有浓烈气味的树脂品种，宜单独存放或选防潮容器密封，避免与其他药材串味。定期检查包装，防止破损、受热外溢。

2. 储存实例

【乳香】 本品为橄榄科植物乳香树及同属植物树皮渗出的树脂。置阴凉干燥处。

本品含树脂60%~70%，树胶27%~35%，挥发油3%~8%。本品性黏，宜密闭，防尘；遇热则软化变色，故宜贮藏于阴凉处。

（六）动物类药材

此类药材来源复杂，主要为皮、肉、甲、角和虫体等，如蛤蚧、刺猬皮、鳖甲、金钱白花蛇、水牛角等，富含脂肪、蛋白质等营养物质。如果储存不当，极易发生虫蛀、霉变、泛油、酸败、异臭、脱足断尾现象，导致药材品质降低。该类药材的价格偏高，一般宜专柜、专库存放，少储勤进。

1. 养护措施 可采用带空调的专库存放，库温一般不超过20℃，相对湿度控制在70%左右。储于专用容器中或利用对抗药材同储保存，避免与其他药材串味。

2. 储存实例

【蜈蚣】 本品为蜈蚣科动物少棘巨蜈蚣的干燥体。水分不得过15.0%，置干燥处，防霉，防虫蛀。

本品易霉变、虫蛀。梅雨季吸潮后，头、足及环节部位常先霉变，后延散到背腹部，使虫体发软。虫蛀可使头、足脱落，失去虫体的完整性。储存时需防霉，防虫蛀。

（七）特殊中药

1. **细贵中药材**　这类药材如冬虫夏草、麝香、西红花等价格较高，有的品种又易虫蛀霉变，所以应存放于专用柜子和容器内，严格执行细贵药材储存保管制度，注意防变质、防盗以保证安全储存。

2. **易燃中药材**　易燃中药材多为遇火极易燃烧的品种，如硫黄、樟脑、海金沙、干漆等，必须按照消防管理要求，储存在阴凉、安全的专用库房，并配有专职消防安全员和消防设施，预防火灾发生。

3. **毒性、麻醉类中药**　毒性中药系具有剧烈的毒性，能直接引起人体生理功能失调，产生病理改变，或服用后引起抽搐、昏迷、神志不清，甚至死亡的中药。麻醉类中药系连续使用后易产生依赖性，能成瘾的药物。在储存保管中必须专库、专柜、专账、双人、双锁保管，严格记账、出入库、复核损耗各项手续。毒性矿物药及其加工制品的养护一般采用容器密封法；动、植物类毒性中药的养护可先暴晒或烘干后再密封贮存。如藤黄、马钱子应贮存在干燥凉爽的地方，切勿高温干燥或暴晒，否则易使马钱子的种皮破裂、种仁泛油，藤黄易变色发黏软化。

🔗 **知识链接**

28种毒性中药材

毒性中药材共28种：砒石（红砒、白砒）、砒霜、水银、生马钱子、生川乌、生草乌、生白附子、生附子、生半夏、生南星、生巴豆、斑蝥、红娘虫、青娘虫、生甘遂、生狼毒、生藤黄、生千金子、闹羊花、生天仙子、雪上一支蒿、红升丹、白降丹、蟾酥、洋金花、红粉、轻粉、雄黄。

总之，中药材的储存保管是一项比较复杂和技术性相当强的工作，需要工作人员有较强的责任心、高度的事业心。只有在熟练掌握中药材质量变异现象和原因的基础上，采取科学的储存与养护方法，保证药材质量，才能保证临床用药安全、有效，提高企业的社会效益和经济效益。

二、中药饮片的分类储存

中药饮片品种繁多、加工炮制手段各异，规格复杂、形状多样，储存保管较中药材难度增加。仓储工作者应针对饮片质量变异的原因采取有效的防治措施。

（一）切制类饮片

切制类中药饮片有薄片或厚片、丝、段、块等几类。由于饮片的表面积增大，更易吸收水分，储存时宜将饮片中的水分控制在"安全水分"范围；与微生物接触增多更易污染，极易吸潮、霉变和虫蛀。

1. 含淀粉较多的饮片　如山药、葛根、白芍等。切片后要及时干燥，防虫蛀、霉变，置通风阴凉干燥处。

2. 含糖分及黏液质较多的饮片　如熟地黄、天冬、党参等。切片后不易干燥，若储存温度高、湿度大均易吸潮变软发黏、霉变和虫蛀，应密封储存，置通风干燥处。

3. 含挥发油较多的饮片　如当归、川芎、木香、薄荷、荆芥等。切片后一般在阴凉处干燥，储存温度也不宜过高，防止香气散失或泛油，受潮则易霉变和虫蛀，故宜置阴凉干燥处。

（二）炮制类饮片

因炮制方法与手段的不同，可分为炒制类饮片，酒、醋、盐、蜜炙饮片，蒸煮类饮片，矿物加工类饮片等。

1. 炒制类饮片　如炒莱菔子、麸炒薏苡仁、土炒山药等都可使饮片的香气增加，若包装不严，易被虫蛀或鼠咬。故宜贮干燥容器内，置通风干燥处。

2. 酒、醋炙饮片　如酒大黄、酒黄芩等酒炙饮片，醋香附、醋元胡等醋炙饮片。其不仅表面积增大，且因营养增加，易污染霉变或遭虫害。故应贮于密闭容器中，置通风干燥处。防虫蛀。

3. 盐炙饮片　如盐知母、盐泽泻等。空气相对湿度过高时易吸湿受潮；库温过高或空气相对湿度过低时则盐分从表面析出。故应贮密闭容器内，置通风干燥处。防潮。

4. 蜜炙饮片　如蜜甘草、蜜黄芪等。因糖分大，难干燥，易吸潮发黏；营养增加，易污染霉变或遭虫害或发霉变质。通常贮于缸、罐内，密闭，置通风干燥处。防霉、防虫蛀、防潮。蜜炙品每次制备不宜过多、储存时间不宜过长。

5. 蒸煮类饮片　如熟地黄、制黄精等。常含有较多水分，蒸煮后易受霉菌侵染。宜贮干燥容器内，密闭，置通风干燥处。防霉、防虫蛀。

6. 矿物加工类饮片　如芒硝、明矾等。在干燥的空气中易失去结晶水而风化，在湿热条件下又易潮解。故宜贮缸、罐中，密闭，置阴凉处。防风化、潮解。

综上所述，储存中药饮片的库房应保持通风、阴凉、干燥，避免日光直射，以库温在30℃以下、相对湿度在75%以下为宜，应勤检查、勤翻晒，常灭鼠。饮片储存容器必须合适，一般可储存于木箱、纤维纸箱中，尤以置于密封的铁罐、铁桶中为佳。亦可置于瓷罐、缸或瓮中，并置石灰或硅胶等吸湿剂。中药房饮片柜的置药格斗要严密，对于流转缓慢的饮片应经常检查，以防霉变、虫蛀。

三、中成药的分类储存

中成药的储存通常采用分类储存，即将储存地点划分为若干区，每个区又划分为若干货位，依次编号，设立货位卡，保证卡、货、账相符。按剂型和药物自身的特性要求，根据内服、外用的原则，尽可能地将性质相同的药物储存在一起，然后根据具体储存条件，选择每类中成药最适宜的货位，实行分类储存。中成药片剂、胶囊剂、颗粒剂、栓剂、注射剂、软膏剂的储存与养护详见项目七，本节重点介绍丸剂、滴丸剂、合剂、酒剂与酊剂的储存与养护。

1. **丸剂** 丸剂系指原料药或与适宜的辅料以适当方法制成的球形或类球形固体制剂。依据所使用的辅料不同，丸剂可分为蜜丸、水蜜丸、水丸、糊丸、蜡丸、浓缩丸和微粒丸等。除另有规定外，丸剂应密封贮存。蜡丸应密封并置阴凉干燥处贮存。除另有规定外，蜜丸和浓缩蜜丸中所含的水分不得过15.0%；水蜜丸和浓缩水蜜丸不得过12.0%；水丸、糊丸、浓缩水丸、微粒丸不得过9.0%。

🔗 **知识链接** ....

几种丸剂的储存方法

1. **蜜丸** 系指饮片细粉以炼蜜为黏合剂制成的丸剂。其中每丸重量在0.5g（含0.5g）以上的称大蜜丸，每丸重量在0.5g以下的称小蜜丸。因蜂蜜的营养价值高，易被虫蛀、霉变，应密封、防潮，注意包装完好。如六味地黄丸、健脾丸。

2. **水丸** 系指饮片细粉以水（或根据制法用黄酒、醋、稀药汁、糖液、含5%以下炼蜜的水溶液等）为黏合剂制成的丸剂。因颗粒比较疏松，与空气的接触面积较大，易吸收空气中的水分，造成霉变、虫蛀、松碎等。宜密封，置于干燥处。如黄氏响声丸、木香顺气丸。

3. **糊丸** 系指饮片细粉以米糊或面糊等为黏合剂制成的丸剂。因赋形剂是米糊或面糊，所以此类药亦不易保存。应密封，储存于阴凉干燥处。如小金丸。

2. 滴丸剂　滴丸剂系指原料药物与适宜的基质加热熔融混匀，滴入不相混溶、互不作用的冷凝介质中制成的球形或类球形制剂。根据药物的性质与使用、贮藏的要求，供口服的滴丸可包糖衣或薄膜衣。除另有规定外，滴丸剂应密封贮存，防止受潮、霉变、变质。

> 🅠 **课堂问答** ————————————————————————
>
> 中药滴丸剂与一般的丸剂有何区别？
>
> ··

3. 合剂（口服液）　合剂系指饮片用水或其他溶剂采用适宜的方法提取制成的口服液体制剂。单剂量灌装者也可称"口服液"。合剂若加蔗糖，除另有规定外，含蔗糖量一般不高于20%（g/ml）。除另有规定外，合剂应密封，置阴凉处贮存。如双黄连合剂、小青龙合剂、小儿退热合剂、清热解毒口服液等。

4. 酒剂（酊剂）　酒剂系指饮片用蒸馏酒提取调配而制成的澄清液体制剂。因乙醇易挥发，除另有规定外，酒剂应密封，置阴凉处贮存。此外，这类成药的包装体积大、分量重，宜储存于低层库房，以便进出仓库。如国公酒。

总之，由于中成药剂型繁多、特点各异，在储存过程中，养护应根据不同的剂型进行适宜的操作，以保证中成药的质量。

任务 8-3　中药常见变异现象及原因

一、中药材、中药饮片的质量变异现象及原因

中药材、中药饮片在运输、储存保管过程中如果管理不当，会出现霉变、虫蛀、变色、泛油、散气变味、风化、潮解、溶化、升华等变异现象，这些现象称为中药材及饮片的质量变异现象。该变异现象不仅取决于药材本身的性质，而且与外界环境的影响密切相关。要最大限度地保证用药安全有效，就必须认真探讨各种变异现象及其原因，采取有效措施进行防治，以保证药材质量。

（一）中药材、中药饮片常见质量变异现象

1. 霉变　霉变又称发霉，是指霉菌在适宜的温度条件下，在中药表面或内部滋生的现象。霉变可使饮片腐烂变质、气味走失、失效，甚至产生毒素，引起肝、肾、神

经系统等方面的损害。因此要对中药进行霉菌总数测定。

2. 虫蛀　虫蛀是指仓虫侵入中药内部，利用其中的营养成分生长繁殖，致使中药减效或失效。虫蛀的药材还可被害虫的排泄物或脱皮污染或引起发酵，从而产生变色和变味失效。最易生虫的中药有山药、北沙参、大黄、桑螵蛸等。

3. 变色　中药材的变色是指因采收加工、储存保管不当而引起中药自身固有的色泽发生改变的现象。如泽泻、山药、金银花、大青叶等，颜色的变化既可造成外观的混乱，也可导致药材质量下降。

4. 泛油　泛油又称"走油"，是指药材中所含的挥发油、油脂和糖类等成分，因受热或受潮而在其表面出现油状物质或返软、发黏、颜色加深，发出油败气味的现象。泛油是一种酸败变质现象，不仅影响疗效，甚至可产生不良反应。如当归、丁香、柏子仁、枸杞子、党参、熟地黄等。

5. 气味散失　中药的气味是其质量好坏的重要标志之一。气味散失是指一些含有易挥发成分（如挥发油）的中药由于储存不当而造成固有气味变淡薄或散失的现象。如薄荷、细辛、白芷、荆芥、冰片等。

6. 风化　风化是指含有结晶水的无机盐矿物类药材在干燥的空气中逐渐失去结晶水而变成粉末状态的现象。风化既影响中药的外观性状，又影响其内在质量。如中药芒硝（$Na_2SO_4 \cdot 10H_2O$）、明矾 $[KAl(SO_4)_2 \cdot 12H_2O]$ 等。

7. 潮解溶化　潮解溶化是指含可溶性糖或无机盐成分的固体中药吸收潮湿空气中的水分，在湿热条件的影响下，其表面慢慢溶化或成液体状态的现象。潮解溶化不仅影响药材的外观性状和内在质量，还易黏附包装。易潮解的中药如咸秋石、青盐、硇砂、硼砂等。

8. 粘连　粘连是指某些熔点较低的固体树脂类药材及一些动物胶类受热或受潮后粘连或结块的现象。如乳香、没药、阿胶、鹿角胶等。

9. 升华　升华是指在一定的温度条件下，中药由固体直接变为气体的现象。如樟脑、冰片、薄荷脑等，导致数量减少、疗效降低。

（二）中药材、中药饮片质量变异的原因

中药材、中药饮片在储存过程中会发生多种质量变异现象，究其原因有两个方面。一是药材本身的性质，二是外界环境因素。

1. 自身因素　影响药材质量变异的自身因素主要是药材的含水量及药材所含化学成分的性质。

（1）药材的含水量：中药的含水量是指中药中水分的重量，常以百分比表示。含水量直接影响药材的质量，因此要测定中药的含水量。含水量过高可导致霉变、虫蛀、潮解溶化、粘连、腐烂等现象发生；含水量过低又可出现风化、干裂等现象。因此必须将药材的含水量控制在安全范围内。

🔗 知识链接 ....

水分与虫害的关系

　　药材在采收加工、储存、运输等过程中会不可避免地受到虫害的侵袭和污染，害虫的生长需要有水分、营养物质及适宜的温湿度。如在气温25℃，含水量在20%以上的枸杞子发生虫害较严重；而在同样的温度，含水量在16%以内的枸杞子却不易生虫。在气温20℃，含水量在25%以上的当归发生虫害较重；而在同样的温度，含水量在15%以下的当归没有虫害。由此可见，中药的含水量高低直接影响中药是否有虫害发生。

　　（2）药材的化学成分：药材所含的化学成分复杂，性质各异，在加工、炮制和储存过程中可不断发生变化，以致影响疗效。因此储存过程中要在系统了解药材所含的化学成分及其性质的基础上，创造良好的仓储条件，预防药材变质。

　　2. 环境因素　引起中药变质的环境因素较多，如空气、温度、湿度、日光、霉菌等。这些因素可以通过内因而起作用，引起药材含水量的改变及发生复杂的物理或化学变化，导致药材发生质量变异。

　　（1）空气：空气中的氧和臭氧是氧化剂，对药材的质量变异起重要作用，能使某些药材中的挥发油、脂肪油、糖类等成分氧化、酸败、分解，引起"泛油"；使某些含酚性物质的药材因氧化而变色，例如红花颜色的变化。

　　（2）温度：一般来说，药材中的化学成分在常温下是比较稳定的。但温度升高，药材所含的水分蒸发，重量减少；同时又加速氧化、水解等化学反应，致使原药材的质量下降；温度过低，对某些新鲜的药材如鲜石斛、鲜芦根、鲜地黄等药材也会发生有害的影响。

　　（3）湿度：空气湿度是影响药材质量变异的重要因素。它不仅可引起药材的物理、化学变化，而且能导致微生物的繁殖及害虫的生长。当相对湿度超过75%时，药材会吸收空气中的水分，导致霉变、潮解溶化、粘连、腐烂等；当相对湿度过低时，药材的含水量又会逐渐下降，出现风化、干裂等现象。

　　（4）日光：日光照射既可以使药材干燥，又可杀死霉菌和害虫，防止药材霉变和虫蛀；但也可导致药材变色、气味散失、挥发、风化、泛油，从而影响药材的质量。

（5）霉菌：包括毛霉、黄曲霉、黑曲霉、灰绿青霉、黄绿青霉等，其生长繁殖深受环境因素的影响，一般室温在20~35℃之间，相对湿度在75%以上，大气中的霉菌孢子散落在药材表面，吸收药材的营养成分，致使药材腐败、变质而失去药效。

② 课堂问答

哪些药材容易霉变？如何防止药材霉变？

（6）虫害：一般来说，当温度在18~35℃之间，药材的含水量在13%以上，空气的相对湿度在70%以上时，谷象、米象、大谷盗、药谷盗、烟草甲虫、粉螨等害虫开始生长繁殖，既损害药材的有效成分，其排泄物又污染药材。所以药材入库储存，一定要充分干燥，密闭或密封保管，以防生虫。

另外，仓鼠在药材储存保管过程中可盗食、污染药材，破坏包装，传播病毒和致病菌，也是导致药材质量变异的原因之一。

二、中成药的质量变异现象及原因

（一）中成药常见变异现象

中成药养护不当也会发生变异现象。最常见的变异现象有虫蛀、霉变、酸败、挥发、浑浊等。虫蛀、霉变等内容详见中药材、中药饮片的质量变异现象及原因模块。

1. 酸败　亦称酵解，是药物经日光照射或高温，产生发酸、酸败而不能药用。常发生酸败的成药有合剂、煎膏剂、糖浆剂、酒剂、软膏剂等。因此此类成药要避光保存。

2. 挥发　是指在高温下中成药所含的挥发油散失或泛油。含有挥发油和乙醇的成药，如云香精、风油精、十滴水、藿香正气水等遇热后易挥发。乙醇挥发后醇浸出物可发生沉淀，从而失去有效成分。因此此类中成药宜低温储存。

② 课堂问答

夏季来临，为了治疗蚊虫叮咬后的皮肤红肿，王女士买了一瓶9ml的风油精。可是到了夏末，当她整理家庭小药斗时，发现剩余的风油精容量明显减少，王女士百思不得其解。这究竟是什么原因导致的？

3. **浑浊沉淀** 是液体成药的常见变质现象。中成药的液体制剂在低温条件下易发生沉淀。如酒类制剂，因封口不严，乙醇挥发，溶媒浓度改变而发生沉淀、变色、浑浊等。合剂、糖浆剂和某些注射剂因性质不稳定，久贮后易发生沉淀或变质。故此类成药宜在温度适宜的冷库储存。

（二）影响中成药变异的外界因素

中成药在贮存过程中，由于受外界诸多因素的影响，可发生复杂的物理和生物化学变化而产生变质。这些外界因素除有温度、湿度、空气、日光、微生物及害虫等外，还有包装容器及储存时间的限制。

1. **包装容器** 包装容器是直接盛装和保护药品的器具。合理选择容器贮存中成药，不仅可以保护中成药的完整和清洁，重要的是能防止微生物、虫害等的侵蚀，以及避免外界温度、湿度和有害气体、阳光等的影响，保证药品质量。

包装容器的种类很多，质量有别，对药品的影响也不一样。常用的包装有瓷制容器、玻璃容器、金属容器、纸及硬纸包装、塑料包装、铝箔包装等。

2. **贮存时间** 中成药都有有效期，只是长短不同而已。中成药由于组成成分复杂，出厂时虽是合格品，但随着贮存时间延长，以及受到内外因素的影响，易出现质量问题。故对药物必须有一个时限性概念，以免影响疗效，造成经济损失。

中成药贮存时间过长，药品会发生不同程度的变质，最终导致不能应用，特别是易受潮湿、温度、光线、空气等因素影响的药品。例如易风化或潮解的中成药在湿度影响下，随着贮存时间延长，其风化潮解会越来越严重。碱性较强的中成药贮存时间过长会逐渐腐蚀药瓶和安瓿而使其脱片，最后造成药品变质而不能使用。有些中成药含有芳香性成分，若贮存时间过久，其芳香性成分易挥发散失，因而使药效下降或丧失。有的中成药贮存过久会霉变、虫蛀、变质。鉴此，为了保证药品质量，减轻损失，保证用药安全，必须根据GSP要求对近效期药品进行预警。

任务 8-4　中药养护技术

一、传统养护技术

几千年来，人们在使用中药的过程中积累了丰富的中药保管和养护的经验，常用的养护方法主要有以下几类。

1. 清洁安全养护法 清洁卫生是中药材、饮片养护的基础，主要包括饮片加工的各个环节注意卫生，仓库及其周围环境保持清洁、无尘，防止有害生物侵入（防虫、防鼠害），做好库房安全工作（防火、防盗），这是一项最基本的养护。

2. 除湿养护法 是利用通风、吸湿等方法来改变库房的湿度，从而起到抑制霉菌和害虫活动的作用。通风是利用空气自然风或机械产生的风将库房内潮湿的空气置换出来，达到除湿的目的。吸湿是利用自然吸湿物如生石灰、木炭、草木灰、氯化钙、硅胶等来降低库内空气的湿度，以保持仓库凉爽而干燥的环境。目前主要用空调除湿吸潮。

3. 干燥养护法 干燥可以除去中药材、饮片中过多的水分，同时可杀死霉菌、害虫及虫卵，达到防虫、防霉，久储不变质的效果。常用的干燥方法有暴晒、烘干、摊晾等。

其中暴晒是利用太阳热能使得药材水分散发，利用紫外线杀灭害虫、虫卵、霉菌。烘干适合大多数饮片，量大可用烘干机烘干，量少可在烘箱内烘烤。摊晾是将药材置于室内或阴凉处所，使其借助温热空气的流动来吹去水分而干燥，适用于芳香性叶类、花类、果皮类药材等，如紫苏、红花、陈皮。

4. 密封（包括密闭）养护法 该法是通过将饮片储于缸、坛、罐、瓶、箱等容器内而与外界隔离，以尽量减少外界因素对其影响。适用于易泛油、溢糖、霉变、虫蛀，吸潮后不宜暴晒、烘干的品种，如人参、枸杞子等。

🅠 **课堂问答**
如果饮片的含水量超过安全标准，能否采用密封养护法？

5. 对抗同储养护法 是用两种以上的药物同储或采用一些有特殊气味的物品与药物同储而起到相互克制，抑制虫蛀、霉变、泛油的一种养护方法。其优点是简便易行，防霉驱虫效果显著，且无污染、无公害。但此法仅适用于少数药物的养护。如牡丹皮分别与泽泻、山药、白术、天花粉、冬虫夏草等同储；花椒分别与蕲蛇、白花蛇、蛤蚧、海马等同储；大蒜分别与薏苡仁、土鳖虫、蕲蛇、白花蛇等同储；胶类药物与滑石粉或米糠同储；三七与樟脑同储；荜澄茄、丁香与人参、党参、三七等同储。以上均可达到防虫蛀、霉变或泛油的目的。

对抗同储

对抗同储一般有混入同贮法、层积共贮法、垫底覆盖包围法、拌入密闭贮存法和喷雾撒粉等方法。另外，对于易虫蛀、霉变、泛油的饮片，可采用喷洒少量95%乙醇或高度白酒的方法密封储存，达到对抗同储的目的。

6. **冷藏养护法** 冷藏养护法系指采用低温方法储存中药饮片，从而有效防止不宜烘、晾的中药饮片发生虫蛀、霉变、变色等变质现象。常用方法如安装空调、使用冰箱、建冷库、阴凉库等。贵重中药饮片多采用冷藏法。例如哈蟆油、人参等。

二、现代养护技术

中药养护提倡使用无残毒、无污染的药材养护法。目前主要有远红外加热干燥养护、微波干燥养护、气调养护、无菌包装技术养护、气幕防潮养护、除氧剂包装封存养护和天然除虫剂养护等现代中药养护新技术。

1. **远红外加热干燥养护法** 远红外加热干燥是电能转变为远红外线辐射出去，被干燥物体的分子吸收后，导致物体变热，经过热扩散、蒸发或化学变化，最终达到干燥的目的。其优点为时间短，药材表里同时干燥，色泽均匀，具有较高的杀菌、杀虫及灭卵能力。但是凡不易吸收远红外线的药材或太厚（>10mm）的药材，均不宜用远红外辐射干燥。

2. **微波干燥养护法** 药材微波干燥是药材中的水和脂肪等能不同程度地吸收微波能量，并将它转变为热量，既可干燥药材，又能杀灭微生物及真菌；既可防止霉变和生虫，又具有消毒作用。其优点为干燥速度快、时间短，加热均匀，产品质量高，热效率高，反应灵敏。

3. **无公害气调养护法** 气调养护的原理是将饮片置于密闭的容器内，对影响其变质的空气中的氧浓度进行有效控制，人为造成低氧或高浓度二氧化碳状态，抑制害虫和微生物的生长繁殖及饮片自身的氧化反应，以保留中药品质的一种方法。其优点为无残毒，适用范围广，操作安全，无公害。

◎ 课堂问答 ————————————————————

气调养护法因为设备投资大，应用受到限制。请你根据日常生活经验，结合气调养护法的原理，能否将该法用于中药饮片小包装？

4. 无菌包装技术养护法　首先将中药饮片灭菌，然后装入一个霉菌无法生长的容器内，避免再次污染的机会，在常温条件下不需任何防腐剂或冷冻设施，在规定的时间内不会发生霉变。

5. 气幕防潮养护法　气幕亦称气帘或气闸，是装在药材仓库房门上，配合自动门以防止库内的冷空气排出库外、库外的热空气侵入库内的装置。因为仓库内外的空气不能对流，这就减少湿热空气对库内较冷的墙、柱、地坪等处形成"水凇"（即结露）的现象，从而达到防潮的目的，保持仓储药材干燥，防止中药霉变。

6. 除氧剂包装封存养护法　除氧剂是经过特殊处理的活性铁粉制得的化学物质，它和空气中的氧起化学反应，从而达到除氧的目的。将这种活性铁粉制成颗粒状、片状的包装，与需要保管的药材封装在密封的容器中就能保证药材物品不长霉、不生虫、不变质。

7. 天然除虫剂养护法　利用天然植物除虫菊、天名精、灵香草、闹羊花、吴茱萸、花椒（叶和果）、柑橘（皮与核）、辣蓼、大蒜、黑胡椒、柚皮、野蒿、芸香、山苍子（油）、苦楝、臭椿、千里光、算盘子、姜粉、干辣椒、黄豆粉、茶油等，分别采用混入、喷雾的方法与中药材共同密闭贮存，即可起到防虫作用。

总之，随着科学技术的发展及未来多学科相互协作，中药养护技术一定会进一步得到完善与提高。

····· 项目小结 ·······························

1. 中药验收应依据《中华人民共和国药典》（2020年版）及相关标准，应当符合GSP的相关规定；验收内容包括数量验收、内外包装验收、纯度验收、内在质量验收等。

2. 中药材应根据药用部位不同，合理进行分类储存与养护；中药饮片应根据加工炮制手段不同，制定相应的储存与养护策略；中成药的储存与养护应分类进行，确保其质量。

3. 常见中药材的质量变异现象有霉变、虫蛀、变色、泛油、气味散失、风化、潮解溶化、粘连、升华。

4. 引起中药材质量变异的原因有中药材自身因素，如药材的含水量和药材所含的化学成分；环境因素，如空气、温度、湿度、日光、霉菌、虫害等。

5. 中成药的质量变异除霉变、虫蛀外，还有酸败、挥发、沉淀等现象。

6. 传统中药养护方法主要有清洁安全养护法、除湿养护法、干燥养护法、密封养护法、对抗同储养护法、冷藏养护法等；现代养护方法主要有远红外加热干燥养护法、微波干燥养护法、无菌包装技术养护法、无公害气调养护法、气幕防潮养护法、除氧剂包装封存养护法、天然除虫剂养护法。

思考题

一、填空题

1. 引起中药变质的环境因素较多，主要有_____、_____、_____、_____等。这些因素可以通过内因而起作用，导致药材发生质量变异。

2. 远红外加热干燥是_____转变为_____辐射出去，被干燥物体的分子吸收后，导致物体变热，经过_____、_____或_____，最终达到干燥的目的。

二、简答题

1. 简述中药饮片质量变异现象有哪些。
2. 简述传统储存养护方法有哪些。
3. 简述现代养护方法有哪些。

三、案例分析

2020年7月中旬，河南开封的孙女士在某药店为孩子加工了价值100元的中药丸，孩子才吃了1周，孙女士就发现剩余的药丸发霉变质，无法继续服用，非常气愤，找到药店反应，并要求赔偿损失。药店以药丸发霉变质是孙女士储存不当为由拒绝赔偿，试分析原因。

（吴　杰　贾　琦）

实训十一 常见易变中药的养护

【实训目标】

1. 熟练掌握常见易变中药的养护措施。

2. 学会依据中药的分类储存要求及可能发生的变质趋势，合理安排指定中药的储存保管。

【实训准备】

1. 实训环境 学校模拟中药库房，要求有储存货架、冷藏柜、常温库、阴凉库、密封容器等，具有避光、通风和排水设备；监测与调节温湿度的设备；防尘、防潮、防霉、防污染及防虫、防鼠、防鸟等设备；环境卫生整洁；库房的其他条件符合GSP要求。

2. 场景设置 设置随机抽取的不同类型品种的药物若干种，其中应包括中药材、中药饮片、中成药不同类型的药品。

3. 实训用物 指定储存与养护的品种准备（结合实际教学条件选取代表品种）。

中药材：天花粉、当归、红花、薄荷。

中药饮片：大黄、款冬花、枸杞子、蜈蚣。

中成药：大山楂丸、秋梨膏。

4. 分组安排 学生20人一大组，4人一小组，每小组选1名小组长，负责协调小组工作。同学们抽签确定储存养护的品种，每小组抽中药不少于4种，并对抽到的中药进行储存养护操作。

【实训内容】

夏季梅雨季来临，某医药连锁企业为了保证储存中药的质量，要求库房养护员对一些常见易变中药进行储存养护。

1. 查阅资料并对储存养护品种进行分析 学生对抽到的品种查阅相关资料，查明中药的外观性状、注意事项、储存养护要求等内容。

示例：天花粉 呈不规则圆柱形、纺锤形或瓣块状，表面黄白色或淡棕黄色，质坚实，断面白色或淡黄色、富粉性，无臭，味微苦。贮于干燥通风处。本品富含淀粉，易吸潮霉变、虫蛀。贮藏期间注意防潮隔热，发现吸潮返软或轻度霉变、虫蛀，及时翻垛通风或晾晒。

2. 书写储存与养护方案 学生对抽到的品种，依据查阅的背景资料，进行储存与养护分析，组员之间可以互相讨论、协助，共同完成储存与养护方案的书写，并上交教师。

3. 储存与养护中药 学生对所抽到的中药进行分类，选择合适的方式储存，并进行合理的养护操作。

4. 学生互评、教师点评 每2组学生互相点评，最后教师点评。

5. 清场 药品储存养护结束后，做好记录，整理药品，做好地面、台面等卫生清洁工作。

【实训评价】

满分100分，采取小组互评、教师点评相结合的方式。

编号	检查项目	评分标准	分值	得分
1	仪表仪态	按要求着装，规范整洁，佩戴胸牌，精神饱满	10	
2	中药背景资料查阅、分析及	中药背景资料查阅是否完整、真实、准确；分析有理	12	
3	分类储存	正确划分药品养护品种分类	3	
4	制定储存养护方案	温湿度检查方案制定	10	
5		药品防潮方案制定	10	
6		药品防虫方案制定	10	
7		药品防霉方案制定	10	
8		药品干燥方案制定	10	
9	养护技术操作	养护操作规范	5	
10		按要求正确填报养护记录，完成汇总、归档	5	
11		工作结束，认真清洁、整理工作现场	5	
12	实训态度	工作态度严谨、认真负责，法规意识、沟通意识、团队合作意识强	10	
合计得分				

【注意事项】

1. 着装要整齐、干净，仪表要自然、大方。

2. 储存养护方案准确，字迹清晰，易于辨认，无错别字。

3. 储存养护方法正确，养护操作技术娴熟，小组合作愉快。

（贾　琦）

参考文献

[1] 宫淑秋. 药品储存与养护技术 [M]. 北京：人民卫生出版社，2015.

[2] 徐世义，宫淑秋. 药品储存与养护 [M]. 3 版. 北京：人民卫生出版社，2018.

[3] 丛淑芹，丁静. GSP 实用教程 [M]. 2 版. 北京：中国医药科技出版社，2017.

[4] 叶真，丛淑芹. 药品购销技术 [M]. 北京：化学工业出版社，2020.

[5] 国家药品监督管理局.《国家食品药品监督管理总局关于修改〈药品经营质量管理规范〉的决定》（国家食品药品监督管理总局令第 28 号）.（2016-07-13）［2016-07-20］. https://www.nmpa.gov.cn/yaopin/ypfgwj/ypfgbmgzh/20160720093001180.html.

[6] 国家药品监督管理局. 总局关于修订印发《药品经营质量管理规范现场检查指导原则》有关事宜的通知：食药监药化监〔2016〕160 号.（2016-12-14）［2016-12-16］. https://www.nmpa.gov.cn/xxgk/fgwj/gzwjyp/20161216172901610.html.

思考题参考答案

项目一 药品储存与养护的基本要求

一、填空题

1. 麻醉药品；精神药品；医疗用毒性药品；放射性药品。

2. 营养型保健食品；强化型保健食品；功能型保健食品；功能因子型保健食品。

二、名词解释（略）

三、案例分析（略）

项目二 药品的仓储管理

一、填空题

1. 2~10℃；35%~75%；10~30℃；35%~75%。

2. 1 500；1 000；500。

3. 不合格品区。

二、简答题（略）

三、案例分析（略）

项目三 药品收货验收

一、填空题

1. 随货同行单；采购记录；票；账；货。

2. 待验；黄；待验。

二、简答题（略）

三、案例分析（略）

项目四 药品储存管理

一、填空题

1. 10cm；30cm；5cm。

2. 地址式；区段方式；商品群别方式；坐标式。

二、简答题（略）

三、案例分析（略）

项目五　药品养护管理

一、填空题

1. 1分钟；30分钟；2分钟。

2. 2；1；4；2。

二、简答题（略）

三、案例分析（略）

项目六　药品出库、运输和配送

一、填空题

1. 核单；拣货；复核；出货。

2. 备货；配货；出库凭证。

二、简答题（略）

三、案例分析（略）

项目七　常用剂型及原料药储存养护

一、填空题

1. 密闭；避光；吸附性强。

2. 防潮；防霉变；30℃。

二、简答题（略）

三、案例分析（略）

项目八　中药储存养护

一、填空题

1. 空气；温度；湿度；日光。

2. 电能；远红外线；热扩散；蒸发；化学变化。

二、简答题（略）

三、案例分析（略）

附录 《药品经营质量管理规范》节选

《药品经营质量管理规范》于2016年6月30日经国家食品药品监督管理总局局务会议审议通过，于2016年7月20日发布，自发布之日起施行。

第一章 总 则

第一条 为加强药品经营质量管理，规范药品经营行为，保障人体用药安全、有效，根据《中华人民共和国药品管理法》、《中华人民共和国药品管理法实施条例》，制定本规范。

第二条 本规范是药品经营管理和质量控制的基本准则。

企业应当在药品采购、储存、销售、运输等环节采取有效的质量控制措施，确保药品质量，并按照国家有关要求建立药品追溯系统，实现药品可追溯。

第三条 药品经营企业应当严格执行本规范。

药品生产企业销售药品、药品流通过程中其他涉及储存与运输药品的，也应当符合本规范相关要求。

第四条 药品经营企业应当坚持诚实守信，依法经营。禁止任何虚假、欺骗行为。

第二章 药品批发的质量管理

第一节 质量管理体系

第五条 企业应当依据有关法律法规及本规范的要求建立质量管理体系，确定质量方针，制定质量管理体系文件，开展质量策划、质量控制、质量保证、质量改进和质量风险管理等活动。

第六条 企业制定的质量方针文件应当明确企业总的质量目标和要求，并贯彻到药品经营活动的全过程。

第七条 企业质量管理体系应当与其经营范围和规模相适应，包括组织机构、人员、设施设备、质量管理体系文件及相应的计算机系统等。

第八条 企业应当定期以及在质量管理体系关键要素发生重大变化时，组织开展内审。

第九条 企业应当对内审的情况进行分析，依据分析结论制定相应的质量管理体系改进措施，不断提高质量控制水平，保证质量管理体系持续有效运行。

第十条 企业应当采用前瞻或者回顾的方式，对药品流通过程中的质量风险进行评估、控制、沟通和审核。

第十一条　企业应当对药品供货单位、购货单位的质量管理体系进行评价，确认其质量保证能力和质量信誉，必要时进行实地考察。

第十二条　企业应当全员参与质量管理。各部门、岗位人员应当正确理解并履行职责，承担相应质量责任。

第二节　组织机构与质量管理职责

第十三条　企业应当设立与其经营活动和质量管理相适应的组织机构或者岗位，明确规定其职责、权限及相互关系。

第十四条　企业负责人是药品质量的主要责任人，全面负责企业日常管理，负责提供必要的条件，保证质量管理部门和质量管理人员有效履行职责，确保企业实现质量目标并按照本规范要求经营药品。

第十五条　企业质量负责人应当由高层管理人员担任，全面负责药品质量管理工作，独立履行职责，在企业内部对药品质量管理具有裁决权。

第十六条　企业应当设立质量管理部门，有效开展质量管理工作。质量管理部门的职责不得由其他部门及人员履行。

第十七条　质量管理部门应当履行以下职责：

（一）督促相关部门和岗位人员执行药品管理的法律法规及本规范；

（二）组织制订质量管理体系文件，并指导、监督文件的执行；

（三）负责对供货单位和购货单位的合法性、购进药品的合法性以及供货单位销售人员、购货单位采购人员的合法资格进行审核，并根据审核内容的变化进行动态管理；

（四）负责质量信息的收集和管理，并建立药品质量档案；

（五）负责药品的验收，指导并监督药品采购、储存、养护、销售、退货、运输等环节的质量管理工作；

（六）负责不合格药品的确认，对不合格药品的处理过程实施监督；

（七）负责药品质量投诉和质量事故的调查、处理及报告；

（八）负责假劣药品的报告；

（九）负责药品质量查询；

（十）负责指导设定计算机系统质量控制功能；

（十一）负责计算机系统操作权限的审核和质量管理基础数据的建立及更新；

（十二）组织验证、校准相关设施设备；

（十三）负责药品召回的管理；

（十四）负责药品不良反应的报告；

（十五）组织质量管理体系的内审和风险评估；

（十六）组织对药品供货单位及购货单位质量管理体系和服务质量的考察和评价；

（十七）组织对被委托运输的承运方运输条件和质量保障能力的审查；

（十八）协助开展质量管理教育和培训；

（十九）其他应当由质量管理部门履行的职责。

第三节　人员与培训

第十八条　企业从事药品经营和质量管理工作的人员，应当符合有关法律法规及本规范规定的资格要求，不得有相关法律法规禁止从业的情形。

第十九条　企业负责人应当具有大学专科以上学历或者中级以上专业技术职称，经过基本的药学专业知识培训，熟悉有关药品管理的法律法规及本规范。

第二十条　企业质量负责人应当具有大学本科以上学历、执业药师资格和3年以上药品经营质量管理工作经历，在质量管理工作中具备正确判断和保障实施的能力。

第二十一条　企业质量管理部门负责人应当具有执业药师资格和3年以上药品经营质量管理工作经历，能独立解决经营过程中的质量问题。

第二十二条　企业应当配备符合以下资格要求的质量管理、验收及养护等岗位人员：

（一）从事质量管理工作的，应当具有药学中专或者医学、生物、化学等相关专业大学专科以上学历或者具有药学初级以上专业技术职称；

（二）从事验收、养护工作的，应当具有药学或者医学、生物、化学等相关专业中专以上学历或者具有药学初级以上专业技术职称；

（三）从事中药材、中药饮片验收工作的，应当具有中药学专业中专以上学历或者具有中药学中级以上专业技术职称；从事中药材、中药饮片养护工作的，应当具有中药学专业中专以上学历或者具有中药学初级以上专业技术职称；直接收购地产中药材的，验收人员应当具有中药学中级以上专业技术职称。

从事疫苗配送的，还应当配备2名以上专业技术人员专门负责疫苗质量管理和验收工作。专业技术人员应当具有预防医学、药学、微生物学或者医学等专业本科以上学历及中级以上专业技术职称，并有3年以上从事疫苗管理或者技术工作经历。

第二十三条　从事质量管理、验收工作的人员应当在职在岗，不得兼职其他业务工作。

第二十四条　从事采购工作的人员应当具有药学或者医学、生物、化学等相关专业中专以上学历，从事销售、储存等工作的人员应当具有高中以上文化程度。

第二十五条　企业应当对各岗位人员进行与其职责和工作内容相关的岗前培训和继续培训，以符合本规范要求。

第二十六条　培训内容应当包括相关法律法规、药品专业知识及技能、质量管理制度、职责及岗位操作规程等。

第二十七条　企业应当按照培训管理制度制定年度培训计划并开展培训，使相关人员能正确理解并履行职责。培训工作应当做好记录并建立档案。

第二十八条　从事特殊管理的药品和冷藏冷冻药品的储存、运输等工作的人员，应当接受相关法律法规和专业知识培训并经考核合格后方可上岗。

第二十九条　企业应当制定员工个人卫生管理制度，储存、运输等岗位人员的着装应当符合劳动保护和产品防护的要求。

第三十条　质量管理、验收、养护、储存等直接接触药品岗位的人员应当进行岗前及年度健康检查，并建立健康档案。患有传染病或者其他可能污染药品的疾病的，不得从事直接接触药品的工作。身体条件不符合相应岗位特定要求的，不得从事相关工作。

第四节　质量管理体系文件

第三十一条　企业制定质量管理体系文件应当符合企业实际。文件包括质量管理制度、部门及岗位职责、操作规程、档案、报告、记录和凭证等。

第三十二条　文件的起草、修订、审核、批准、分发、保管，以及修改、撤销、替换、销毁等应当按照文件管理操作规程进行，并保存相关记录。

第三十三条　文件应当标明题目、种类、目的以及文件编号和版本号。文字应当准确、清晰、易懂。

文件应当分类存放，便于查阅。

第三十四条　企业应当定期审核、修订文件，使用的文件应当为现行有效的文本，已废止或者失效的文件除留档备查外，不得在工作现场出现。

第三十五条　企业应当保证各岗位获得与其工作内容相对应的必要文件，并严格按照规定开展工作。

第三十六条　质量管理制度应当包括以下内容：

（一）质量管理体系内审的规定；

（二）质量否决权的规定；

（三）质量管理文件的管理；

（四）质量信息的管理；

（五）供货单位、购货单位、供货单位销售人员及购货单位采购人员等资格审核的规定；

（六）药品采购、收货、验收、储存、养护、销售、出库、运输的管理；

（七）特殊管理的药品的规定；

（八）药品有效期的管理；

（九）不合格药品、药品销毁的管理；

（十）药品退货的管理；

（十一）药品召回的管理；

（十二）质量查询的管理；

（十三）质量事故、质量投诉的管理；

（十四）药品不良反应报告的规定；

（十五）环境卫生、人员健康的规定；

（十六）质量方面的教育、培训及考核的规定；

（十七）设施设备保管和维护的管理；

（十八）设施设备验证和校准的管理；

（十九）记录和凭证的管理；

（二十）计算机系统的管理；

（二十一）药品追溯的规定；

（二十二）其他应当规定的内容。

第三十七条　部门及岗位职责应当包括：

（一）质量管理、采购、储存、销售、运输、财务和信息管理等部门职责；

（二）企业负责人、质量负责人及质量管理、采购、储存、销售、运输、财务和信息管理等部门负责人的岗位职责；

（三）质量管理、采购、收货、验收、储存、养护、销售、出库复核、运输、财务、信息管理等岗位职责；

（四）与药品经营相关的其他岗位职责。

第三十八条　企业应当制定药品采购、收货、验收、储存、养护、销售、出库复核、运输等环节及计算机系统的操作规程。

第三十九条　企业应当建立药品采购、验收、养护、销售、出库复核、销后退回和购进退出、运输、储运温湿度监测、不合格药品处理等相关记录，做到真实、完整、准确、有效和可追溯。

第四十条　通过计算机系统记录数据时，有关人员应当按照操作规程，通过授权及密码登录后方可进行数据的录入或者复核；数据的更改应当经质量管理部门审核并在其监督下进行，更改过程应当留有记录。

第四十一条　书面记录及凭证应当及时填写，并做到字迹清晰，不得随意涂改，不得撕毁。更改记录的，应当注明理由、日期并签名，保持原有信息清晰可辨。

第四十二条　记录及凭证应当至少保存5年。疫苗、特殊管理的药品的记录及凭证按相关规定保存。

第五节　设施与设备

第四十三条　企业应当具有与其药品经营范围、经营规模相适应的经营场所和库房。

第四十四条　库房的选址、设计、布局、建造、改造和维护应当符合药品储存的要求，防止药品的污染、交叉污染、混淆和差错。

第四十五条　药品储存作业区、辅助作业区应当与办公区和生活区分开一定距离或者有隔离措施。

第四十六条　库房的规模及条件应当满足药品的合理、安全储存，并达到以下要求，便于开展储存作业：

（一）库房内外环境整洁，无污染源，库区地面硬化或者绿化；

（二）库房内墙、顶光洁，地面平整，门窗结构严密；

（三）库房有可靠的安全防护措施，能够对无关人员进入实行可控管理，防止药品被盗、替换或者混入假药；

（四）有防止室外装卸、搬运、接收、发运等作业受异常天气影响的措施。

第四十七条　库房应当配备以下设施设备：

（一）药品与地面之间有效隔离的设备；

（二）避光、通风、防潮、防虫、防鼠等设备；

（三）有效调控温湿度及室内外空气交换的设备；

（四）自动监测、记录库房温湿度的设备；

（五）符合储存作业要求的照明设备；

（六）用于零货拣选、拼箱发货操作及复核的作业区域和设备；

（七）包装物料的存放场所；

（八）验收、发货、退货的专用场所；

（九）不合格药品专用存放场所；

（十）经营特殊管理的药品有符合国家规定的储存设施。

第四十八条　经营中药材、中药饮片的，应当有专用的库房和养护工作场所，直接收购地产中药材的应当设置中药样品室（柜）。

第四十九条　储存、运输冷藏、冷冻药品的，应当配备以下设施设备：

（一）与其经营规模和品种相适应的冷库，储存疫苗的应当配备两个以上独立冷库；

（二）用于冷库温度自动监测、显示、记录、调控、报警的设备；

（三）冷库制冷设备的备用发电机组或者双回路供电系统；

（四）对有特殊低温要求的药品，应当配备符合其储存要求的设施设备；

（五）冷藏车及车载冷藏箱或者保温箱等设备。

第五十条　运输药品应当使用封闭式货物运输工具。

第五十一条　运输冷藏、冷冻药品的冷藏车及车载冷藏箱、保温箱应当符合药品运输过程中对温度控制的要求。冷藏车具有自动调控温度、显示温度、存储和读取温度监测数据的功能；冷藏箱及保温箱具有外部显示和采集箱体内温度数据的功能。

第五十二条　储存、运输设施设备的定期检查、清洁和维护应当由专人负责，并建立记录和档案。

第六节　校准与验证

第五十三条　企业应当按照国家有关规定，对计量器具、温湿度监测设备等定期进行校准或者检定。

企业应当对冷库、储运温湿度监测系统以及冷藏运输等设施设备进行使用前验证、定期验证及停用时间超过规定时限的验证。

第五十四条　企业应当根据相关验证管理制度，形成验证控制文件，包括验证方案、报告、评价、偏差处理和预防措施等。

第五十五条　验证应当按照预先确定和批准的方案实施，验证报告应当经过审核和批准，验证文件应当存档。

第五十六条　企业应当根据验证确定的参数及条件，正确、合理使用相关设施设备。

第七节　计算机系统

第五十七条　企业应当建立能够符合经营全过程管理及质量控制要求的计算机系统，实现药品可追溯。

第五十八条　企业计算机系统应当符合以下要求：

（一）有支持系统正常运行的服务器和终端机；

（二）有安全、稳定的网络环境，有固定接入互联网的方式和安全可靠的信息平台；

（三）有实现部门之间、岗位之间信息传输和数据共享的局域网；

（四）有药品经营业务票据生成、打印和管理功能；

（五）有符合本规范要求及企业管理实际需要的应用软件和相关数据库。

第五十九条　各类数据的录入、修改、保存等操作应当符合授权范围、操作规程和管理制度的要求，保证数据原始、真实、准确、安全和可追溯。

第六十条　计算机系统运行中涉及企业经营和管理的数据应当采用安全、可靠的方式储存并按日备份，备份数据应当存放在安全场所，记录类数据的保存时限应当符合本规范第四十二条的要求。

第八节　采购

第六十一条　企业的采购活动应当符合以下要求：

（一）确定供货单位的合法资格；

（二）确定所购入药品的合法性；

（三）核实供货单位销售人员的合法资格；

（四）与供货单位签订质量保证协议。

采购中涉及的首营企业、首营品种，采购部门应当填写相关申请表格，经过质量管理部门和企业质量负责人的审核批准。必要时应当组织实地考察，对供货单位质量管理体系进行评价。

第六十二条　对首营企业的审核，应当查验加盖其公章原印章的以下资料，确认真实、有效：

（一）《药品生产许可证》或者《药品经营许可证》复印件；

（二）营业执照、税务登记、组织机构代码的证件复印件，及上一年度企业年度报告公示情况；

（三）《药品生产质量管理规范》认证证书或者《药品经营质量管理规范》认证证书复印件；

（四）相关印章、随货同行单（票）样式；

（五）开户户名、开户银行及账号。

第六十三条　采购首营品种应当审核药品的合法性，索取加盖供货单位公章原印章的药品生产或者进口批准证明文件复印件并予以审核，审核无误的方可采购。

以上资料应当归入药品质量档案。

第六十四条　企业应当核实、留存供货单位销售人员以下资料：

（一）加盖供货单位公章原印章的销售人员身份证复印件；

（二）加盖供货单位公章原印章和法定代表人印章或者签名的授权书，授权书应当载明被授权人姓名、身份证号码，以及授权销售的品种、地域、期限；

（三）供货单位及供货品种相关资料。

第六十五条　企业与供货单位签订的质量保证协议至少包括以下内容：

（一）明确双方质量责任；

（二）供货单位应当提供符合规定的资料且对其真实性、有效性负责；

（三）供货单位应当按照国家规定开具发票；

（四）药品质量符合药品标准等有关要求；

（五）药品包装、标签、说明书符合有关规定；

（六）药品运输的质量保证及责任；

（七）质量保证协议的有效期限。

第六十六条　采购药品时，企业应当向供货单位索取发票。发票应当列明药品的通用名称、规格、单位、数量、单价、金额等；不能全部列明的，应当附《销售货物或者提供应税劳务清单》，并加盖供货单位发票专用章原印章、注明税票号码。

第六十七条　发票上的购、销单位名称及金额、品名应当与付款流向及金额、品名一致，并与财务账目内容相对应。发票按有关规定保存。

第六十八条　采购药品应当建立采购记录。采购记录应当有药品的通用名称、剂型、规格、生产厂商、供货单位、数量、价格、购货日期等内容，采购中药材、中药饮片的还应当标明产地。

第六十九条　发生灾情、疫情、突发事件或者临床紧急救治等特殊情况，以及其他符合国家有关规定的情形，企业可采用直调方式购销药品，将已采购的药品不入本企业仓库，直接从供货单位发送到购货单位，并建立专门的采购记录，保证有效的质量跟踪和追溯。

第七十条　采购特殊管理的药品，应当严格按照国家有关规定进行。

第七十一条　企业应当定期对药品采购的整体情况进行综合质量评审，建立药品质量评审和供货单位质量档案，并进行动态跟踪管理。

第九节　收货与验收

第七十二条　企业应当按照规定的程序和要求对到货药品逐批进行收货、验收，防止不合格药品入库。

第七十三条　药品到货时，收货人员应当核实运输方式是否符合要求，并对照随货同行单（票）和采购记录核对药品，做到票、账、货相符。

随货同行单（票）应当包括供货单位、生产厂商、药品的通用名称、剂型、规格、批号、数量、收货单位、收货地址、发货日期等内容，并加盖供货单位药品出库专用章原印章。

第七十四条　冷藏、冷冻药品到货时，应当对其运输方式及运输过程的温度记录、运输时间等质量控制状况进行重点检查并记录。不符合温度要求的应当拒收。

第七十五条　收货人员对符合收货要求的药品，应当按品种特性要求放于相应待验区域，或者设置状态标志，通知验收。冷藏、冷冻药品应当在冷库内待验。

第七十六条　验收药品应当按照药品批号查验同批号的检验报告书。供货单位为批发企业的，检验报告书应当加盖其质量管理专用章原印章。检验报告书的传递和保存可以采用电子数据形式，但应当保证其合法性和有效性。

第七十七条　企业应当按照验收规定，对每次到货药品进行逐批抽样验收，抽取的样品应当具有代表性：

（一）同一批号的药品应当至少检查一个最小包装，但生产企业有特殊质量控制要求或者打开最小包装可能影响药品质量的，可不打开最小包装；

（二）破损、污染、渗液、封条损坏等包装异常以及零货、拼箱的，应当开箱检查至最小包装；

（三）外包装及封签完整的原料药、实施批签发管理的生物制品，可不开箱检查。

第七十八条　验收人员应当对抽样药品的外观、包装、标签、说明书以及相关的证明文件等逐一进行检查、核对；验收结束后，应当将抽取的完好样品放回原包装箱，加封并标示。

第七十九条　特殊管理的药品应当按照相关规定在专库或者专区内验收。

第八十条　验收药品应当做好验收记录，包括药品的通用名称、剂型、规格、批准文号、批号、生产日期、有效期、生产厂商、供货单位、到货数量、到货日期、验收合格数量、验收结果等内容。验收人员应当在验收记录上签署姓名和验收日期。

中药材验收记录应当包括品名、产地、供货单位、到货数量、验收合格数量等内容。中药饮片验收记录应当包括品名、规格、批号、产地、生产日期、生产厂商、供货单位、到货数量、验收合格数量等内容，实施批准文号管理的中药饮片还应当记录批准文号。

验收不合格的还应当注明不合格事项及处置措施。

第八十一条　企业应当建立库存记录，验收合格的药品应当及时入库登记；验收不合格的，不得入库，并由质量管理部门处理。

第八十二条　企业按本规范第六十九条规定进行药品直调的，可委托购货单位进行药品验收。购货单位应当严格按照本规范的要求验收药品，并建立专门的直调药品验收记录。验收当日应当将验收记录相关信息传递给直调企业。

第十节　储存与养护

第八十三条　企业应当根据药品的质量特性对药品进行合理储存，并符合以下要求：

（一）按包装标示的温度要求储存药品，包装上没有标示具体温度的，按照《中华人民共和国药典》规定的贮藏要求进行储存；

（二）储存药品相对湿度为35%~75%；

（三）在人工作业的库房储存药品，按质量状态实行色标管理，合格药品为绿色，不合格药品为红色，待确定药品为黄色；

（四）储存药品应当按照要求采取避光、遮光、通风、防潮、防虫、防鼠等措施；

（五）搬运和堆码药品应当严格按照外包装标示要求规范操作，堆码高度符合包装图示要求，避免损坏药品包装；

（六）药品按批号堆码，不同批号的药品不得混垛，垛间距不小于5厘米，与库房内墙、顶、温度调控设备及管道等设施间距不小于30厘米，与地面间距不小于10厘米；

（七）药品与非药品、外用药与其他药品分开存放，中药材和中药饮片分库存放；

（八）特殊管理的药品应当按照国家有关规定储存；

（九）拆除外包装的零货药品应当集中存放；

（十）储存药品的货架、托盘等设施设备应当保持清洁，无破损和杂物堆放；

（十一）未经批准的人员不得进入储存作业区，储存作业区内的人员不得有影响药品质量和安全的行为；

（十二）药品储存作业区内不得存放与储存管理无关的物品。

第八十四条　养护人员应当根据库房条件、外部环境、药品质量特性等对药品进行养护，主要内容是：

（一）指导和督促储存人员对药品进行合理储存与作业。

（二）检查并改善储存条件、防护措施、卫生环境。

（三）对库房温湿度进行有效监测、调控。

（四）按照养护计划对库存药品的外观、包装等质量状况进行检查，并建立养护记录；对储存条件有特殊要求的或者有效期较短的品种应当进行重点养护。

（五）发现有问题的药品应当及时在计算机系统中锁定和记录，并通知质量管理部门处理。

（六）对中药材和中药饮片应当按其特性采取有效方法进行养护并记录，所采取的养护方法不得对药品造成污染。

（七）定期汇总、分析养护信息。

第八十五条　企业应当采用计算机系统对库存药品的有效期进行自动跟踪和控制，采取近效期预警及超过有效期自动锁定等措施，防止过期药品销售。

第八十六条　药品因破损而导致液体、气体、粉末泄漏时，应当迅速采取安全处理措施，防止对储存环境和其他药品造成污染。

第八十七条　对质量可疑的药品应当立即采取停售措施，并在计算机系统中锁定，同时报告质量管理部门确认。对存在质量问题的药品应当采取以下措施：

（一）存放于标志明显的专用场所，并有效隔离，不得销售；

（二）怀疑为假药的，及时报告食品药品监督管理部门；

（三）属于特殊管理的药品，按照国家有关规定处理；

（四）不合格药品的处理过程应当有完整的手续和记录；

（五）对不合格药品应当查明并分析原因，及时采取预防措施。

第八十八条　企业应当对库存药品定期盘点，做到账、货相符。

第十一节　销售

第八十九条　企业应当将药品销售给合法的购货单位，并对购货单位的证明文件、采购人员及提货人员的身份证明进行核实，保证药品销售流向真实、合法。

第九十条　企业应当严格审核购货单位的生产范围、经营范围或者诊疗范围，并按照相应的范围销售药品。

第九十一条　企业销售药品，应当如实开具发票，做到票、账、货、款一致。

第九十二条　企业应当做好药品销售记录。销售记录应当包括药品的通用名称、规格、剂型、批号、有效期、生产厂商、购货单位、销售数量、单价、金额、销售日期等内容。按照本规范第六十九条规定进行药品直调的，应当建立专门的销售记录。

中药材销售记录应当包括品名、规格、产地、购货单位、销售数量、单价、金额、销售日期等内容；中药饮片销售记录应当包括品名、规格、批号、产地、生产厂商、购货单位、销售数量、单价、金额、销售日期等内容。

第九十三条　销售特殊管理的药品以及国家有专门管理要求的药品，应当严格按照国家有关规定执行。

第十二节　出库

第九十四条　出库时应当对照销售记录进行复核。发现以下情况不得出库，并报告质量管理部门处理：

（一）药品包装出现破损、污染、封口不牢、衬垫不实、封条损坏等问题；

（二）包装内有异常响动或者液体渗漏；

（三）标签脱落、字迹模糊不清或者标识内容与实物不符；

（四）药品已超过有效期；

（五）其他异常情况的药品。

第九十五条　药品出库复核应当建立记录，包括购货单位、药品的通用名称、剂型、规格、数量、批号、有效期、生产厂商、出库日期、质量状况和复核人员等内容。

第九十六条　特殊管理的药品出库应当按照有关规定进行复核。

第九十七条　药品拼箱发货的代用包装箱应当有醒目的拼箱标志。

第九十八条　药品出库时，应当附加盖企业药品出库专用章原印章的随货同行单（票）。

企业按照本规范第六十九条规定直调药品的，直调药品出库时，由供货单位开具两份随货同行单（票），分别发往直调企业和购货单位。随货同行单（票）的内容应当符合本规范第七十三条第二款的要求，还应当标明直调企业名称。

第九十九条　冷藏、冷冻药品的装箱、装车等项作业，应当由专人负责并符合以下要求：

（一）车载冷藏箱或者保温箱在使用前应当达到相应的温度要求；

（二）应当在冷藏环境下完成冷藏、冷冻药品的装箱、封箱工作；

（三）装车前应当检查冷藏车辆的启动、运行状态，达到规定温度后方可装车；

（四）启运时应当做好运输记录，内容包括运输工具和启运时间等。

第十三节　运输与配送

第一百条　企业应当按照质量管理制度的要求，严格执行运输操作规程，并采取有效措施保证运输过程中的药品质量与安全。

第一百零一条　运输药品，应当根据药品的包装、质量特性并针对车况、道路、天气等因素，选用适宜的运输工具，采取相应措施防止出现破损、污染等问题。

第一百零二条　发运药品时，应当检查运输工具，发现运输条件不符合规定的，不得发运。

运输药品过程中，运载工具应当保持密闭。

第一百零三条　企业应当严格按照外包装标示的要求搬运、装卸药品。

第一百零四条　企业应当根据药品的温度控制要求，在运输过程中采取必要的保温或者冷藏、冷冻措施。

运输过程中，药品不得直接接触冰袋、冰排等蓄冷剂，防止对药品质量造成影响。

第一百零五条　在冷藏、冷冻药品运输途中，应当实时监测并记录冷藏车、冷藏箱或者保温箱内的温度数据。

第一百零六条　企业应当制定冷藏、冷冻药品运输应急预案，对运输途中可能发生的设备故障、异常天气影响、交通拥堵等突发事件，能够采取相应的应对措施。

第一百零七条　企业委托其他单位运输药品的，应当对承运方运输药品的质量保障能力进行审计，索取运输车辆的相关资料，符合本规范运输设施设备条件和要求的方可委托。

第一百零八条　企业委托运输药品应当与承运方签订运输协议，明确药品质量责任、遵守运输操作规程和在途时限等内容。

第一百零九条　企业委托运输药品应当有记录，实现运输过程的质量追溯。记录至少包括发货时间、发货地址、收货单位、收货地址、货单号、药品件数、运输方式、委托经办人、承运单位，采用车辆运输的还应当载明车牌号，并留存驾驶人员的驾驶证复印件。记录应当至少保存5年。

第一百一十条　已装车的药品应当及时发运并尽快送达。委托运输的，企业应当要求并监督承运方严格履行委托运输协议，防止因在途时间过长影响药品质量。

第一百一十一条　企业应当采取运输安全管理措施，防止在运输过程中发生药品盗抢、遗失、调换等事故。

第一百一十二条　特殊管理的药品的运输应当符合国家有关规定。

第十四节　售后管理

第一百一十三条　企业应当加强对退货的管理，保证退货环节药品的质量和安全，防止混入假冒药品。

第一百一十四条　企业应当按照质量管理制度的要求，制定投诉管理操作规程，内容包括投诉渠道及方式、档案记录、调查与评估、处理措施、反馈和事后跟踪等。

第一百一十五条　企业应当配备专职或者兼职人员负责售后投诉管理，对投诉的质量问题查明原因，采取有效措施及时处理和反馈，并做好记录，必要时应当通知供货单位及药品生产企业。

第一百一十六条　企业应当及时将投诉及处理结果等信息记入档案，以便查询和跟踪。

第一百一十七条　企业发现已售出药品有严重质量问题，应当立即通知购货单位停售、追回并做好记录，同时向食品药品监督管理部门报告。

第一百一十八条 企业应当协助药品生产企业履行召回义务，按照召回计划的要求及时传达、反馈药品召回信息，控制和收回存在安全隐患的药品，并建立药品召回记录。

第一百一十九条 企业质量管理部门应当配备专职或者兼职人员，按照国家有关规定承担药品不良反应监测和报告工作。

药品储存与养护技术课程标准

（供药剂、制药技术应用专业用）

一、课程任务

药品储存与养护技术是中等卫生职业教育药剂、制药技术应用专业的一门重要的专业核心课程。本课程的主要内容是药品储存与养护的基本知识和基本技能，涉及的知识比较广泛，包括信息技术、化学、医学基础、天然药物学基础、药事管理与法规、药物制剂基础等。其任务是使学生掌握药品储存与养护的基本知识；掌握在库药品保管养护的方法；能按照GSP要求，独立完成药品入库、储存、养护、出库与配送等各个岗位的基本操作，具备从事药库管理、药品保管养护工作的能力；为学生轮岗实训、顶岗实习乃至就业和参加相关职业技能鉴定认证的考试并取得证书奠定基础。

二、课程目标

（一）知识目标

1. 掌握药品收货、验收、储存、养护和出库运输的工作程序及要求。

2. 掌握原料药、各种剂型药品及中药的储存养护措施。

3. 掌握药品的分类管理、特殊药品管理、批准文号、批号和有效期管理。

4. 掌握药品仓库的布局。

5. 熟悉药品储存与养护的基本要求、药品仓库的分类。

6. 熟悉影响药品仓储质量的因素。

7. 了解药品储存与养护的任务和作用、药品仓库作业管理及安全管理措施。

（二）能力目标

1. 能按规范要求完成从收货验收到出库运输的各个环节的操作及各种表格的填制。

2. 会使用药品仓库的各种储存、搬运、分拣等设备。

3. 会对在库药品进行科学养护。

4. 能用计算机管理软件进行订单处理、入出库作业、仓储作业、拣选作业、运输和配送作业等。

（三）职业素质和态度目标

1. 具有牢固的专业思想、明确的学习目标和良好的学习态度。

2. 具有良好的职业道德和严谨的工作态度，能自觉遵守医药行业法规、规范和企业规章制度。

3. 具有良好的人际交往能力及发现问题、分析问题和解决问题的能力。

4. 具有团队合作意识和终身学习的能力，能适应行业发展和岗位变化需要。

三、教学时间分配

教学内容	学时		
	理论	实践	合计
一、药品储存与养护的基本要求	6	2	8
二、药品的仓储管理	4	4	8
三、药品收货验收	6	6	12
四、药品储存管理	4	2	6
五、药品养护管理	6	4	10
六、药品出库、运输和配送	6	4	10
七、常用剂型及原料药储存养护	6	2	8
八、中药储存养护	6	4	10
合计	44	28	72

四、教学内容与要求

单元	教学内容	教学要求	教学活动参考	参考学时	
				理论	实践
模块一　药品储存与养护的基本知识与技能					
项目一 药品储存与养护的基本要求	任务1-1　药品储存与养护的基本任务与作用		理论讲授 案例教学	6	
	一、药品储存与养护的基本任务	了解	情境教学		
	二、药品储存与养护的作用	了解	多媒体演示 课堂讨论		

单元	教学内容	教学要求	教学活动参考	参考学时 理论 实践
	任务1-2　药品储存与养护的岗位及设施要求			
	一、相关岗位工作人员的要求			
	（一）各部门负责人	熟悉		
	（二）工作人员	掌握		
	二、库房设施、设备的基本要求			
	（一）库房	了解		
	（二）库房设施与设备	熟悉		
	（三）计算机系统	熟悉		
项目一药品储存与养护的基本要求	**任务1-3　药品的分类、包装与标识**			
	一、药品的分类			
	（一）处方药与非处方药	掌握		
	（二）国家基本药物	熟悉		
	（三）国家基本医疗保险药品	熟悉		
	（四）特殊管理药品	掌握		
	（五）国家有专门管理要求的药品	掌握		
	二、药品的包装			
	（一）化学药品及中成药的包装	熟悉		
	（二）中药材及中药饮片的包装	了解		
	（三）生物制品的包装	熟悉		
	三、药品专有标识	掌握		

单元	教学内容	教学要求	教学活动参考	参考学时	
				理论	实践
项目一 药品储存与养护的基本要求	四、药品批准文号、批号及有效期	掌握			
	任务1-4　医疗器械与保健食品				
	一、医疗器械				
	（一）医疗器械的概念与作用	熟悉			
	（二）医疗器械的分类	熟悉			
	（三）医疗器械的包装、标签与证书编号	熟悉			
	二、保健食品				
	（一）保健食品的概念和分类	熟悉			
	（二）保健食品的标签、说明书和标识	熟悉			
	（三）保健食品的批准文号	熟悉			
	实训一　各类医药商品及保健食品包装和标识的识别	熟练掌握	技能实践 案例分析		2
项目二 药品的仓储管理	任务2-1　药品仓库的建设、分类与布局		理论讲授 案例教学 情境教学 多媒体演示 课堂讨论	4	
	一、药品仓库整体环境的选择				
	（一）药品仓库的选址要求	了解			
	（二）药品仓库的建筑和装修要求	了解			
	（三）药品仓库的内环境要求	了解			
	二、药品仓库的分类				
	（一）按照仓库的主要业务职能分类	熟悉			

单元	教学内容	教学要求	教学活动参考	参考学时 理论	实践
	（二）按照仓库的技术设备条件分类	熟悉			
	（三）按照仓库的建筑结构分类	熟悉			
	三、药品仓库的库区布局				
	（一）药品仓库的总平面布局	掌握			
	（二）药品储存作业区的布局	掌握			
	（三）库区内部布置	掌握			
	任务2-2　药品仓库的设备管理				
	一、药品仓库设备				
项目二 药品的 仓储 管理	（一）硬件设备	熟悉			
	（二）软件设备	熟悉			
	（三）计算机系统	熟悉			
	二、仓库设备的管理	熟悉			
	任务2-3　药品仓库作业管理及消防安全管理				
	一、药品仓库的作业管理	了解			
	二、消防安全管理				
	（一）防火措施	了解			
	（二）消防设备	了解			
	（三）安全灭火	了解			
	实训二　药品批发企业仓库见习	学会	教学见习		4

单元	教学内容	教学要求	教学活动参考	参考学时 理论	实践
模块二　药品进销存作业流程					
项目三 药品收 货验收	任务3-1　药品收货		理论讲授 案例教学 情境教学 多媒体演示 课堂讨论	6	
	一、一般药品收货				
	（一）一般药品收货流程	掌握			
	（二）收货异常情况的处理	熟悉			
	二、冷链药品收货				
	（一）冷链药品相关概念	了解			
	（二）冷链药品收货流程	掌握			
	（三）冷链药品收货检查项目	掌握			
	（四）收货缓冲区的要求	熟悉			
	（五）冷链药品收货过程中的常见问题	熟悉			
	三、销后退回药品收货	熟悉			
	四、特殊管理药品收货	了解			
	任务3-2　药品验收				
	一、药品验收流程	熟悉			
	二、药品验收内容				
	（一）单据及药品实物核对	掌握			
	（二）相关证明文件检查	掌握			
	（三）大包装质量检查	掌握			
	（四）抽样	掌握			
	（五）检查内容	掌握			

单元	教学内容	教学要求	教学活动参考	参考学时 理论	实践
	（六）填写药品验收记录	掌握			
	（七）入库交接	掌握			
	三、直调药品验收	熟悉			
	四、验收不合格药品的处理				
项目三 药品收货验收	（一）验收不合格的情况	熟悉			
	（二）不合格药品的处理	熟悉			
	实训三　一般药品收货	熟练掌握	虚拟仿真 案例分析 技能实践		6
	实训四　冷链药品、销后退回药品收货	熟练掌握			
	实训五　购进药品的验收	熟练掌握			
项目四 药品储存管理	任务4-1　药品储存		理论讲授 案例教学 情境教学 多媒体演示 课堂讨论	4	
	一、药品入库	熟悉			
	二、药品分类储存				
	（一）药品储存的原则和基本要求	掌握			
	（二）药品分类储存的方法	掌握			
	（三）药品分类储存的工作流程	掌握			
	（四）药品分类储存的要求	掌握			
	（五）温湿度要求	掌握			
	（六）色标管理	掌握			
	三、货位管理				
	（一）规划货位	掌握			

单元	教学内容	教学要求	教学活动参考	参考学时	
				理论	实践
	（二）货位编码	掌握			
	四、搬运和堆码				
	（一）药品搬运	熟悉			
	（二）药品堆码的方法	掌握			
	（三）药品堆码的距离	掌握			
	（四）堆码的注意事项	掌握			
	五、药品在库储存				
	（一）药品日常在库储存管理	熟悉			
	（二）药品阶段性在库储存管理	熟悉			
	六、特殊管理药品储存	熟悉			
项目四 药品储 存管理	任务4-2　药品账货管理				
	一、账货相符的含义	熟悉			
	二、药品盘点				
	（一）库存盘点内容	熟悉			
	（二）库存盘点方法	熟悉			
	（三）库存盘点计划	了解			
	（四）盘点流程	了解			
	（五）盘点结果分析	了解			
	（六）盘点结果处理	了解			
	三、报损报溢处理				
	（一）报损报溢含义	了解			
	（二）报损报溢流程	了解			
	（三）销毁流程	了解			

单元	教学内容	教学要求	教学活动参考	参考学时	
				理论	实践
项目四 药品储存管理	实训六　药品入库	熟练掌握	虚拟仿真 案例分析 技能实践		2
项目五 药品养护管理	任务5-1　库房温湿度管理		理论讲授 案例教学 情境教学 多媒体演示 课堂讨论	6	
	一、温湿度相关知识				
	（一）温度	熟悉			
	（二）湿度	熟悉			
	二、药品仓库温湿度监测系统与设备				
	（一）药品仓库温湿度监测系统与设备的组成	掌握			
	（二）药品仓库温湿度监测系统与设备的管理要求	掌握			
	三、药品仓库温湿度调控措施	掌握			
	任务5-2　药品养护				
	一、影响药品稳定性的因素				
	（一）影响药品稳定性的内在因素	熟悉			
	（二）影响药品稳定性的外在因素	熟悉			
	二、药品养护工作流程				
	（一）制定养护计划，确定重点养护品种	掌握			
	（二）在库药品的检查与养护	掌握			
	（三）做好养护记录，汇总并建立养护档案	熟悉			

单元	教学内容	教学要求	教学活动参考	参考学时 理论	参考学时 实践
	三、冷链药品的养护管理				
	（一）冷链药品存放要求	掌握			
	（二）冷链药品养护问题的处置	掌握			
	（三）冷链设备的养护管理	熟悉			
	四、质量疑问药品的控制	熟悉			
	五、药品的效期管理				
项目五 药品养护管理	（一）近效期药品的概念	熟悉			
	（二）近效期药品在库管理	掌握			
	六、养护仪器、设备及相关系统的管理				
	（一）一般养护仪器、设备的管理要求	了解			
	（二）监测系统的验证管理和实施要求	了解			
	实训七　药品养护检查	熟练掌握	虚拟仿真 案例分析 技能实践		4
项目六 药品出库、运输和配送	任务6-1　药品出库		理论讲授 案例教学 情境教学 多媒体演示 课堂讨论	6	
	一、药品出库要求和基本原则				
	（一）药品出库要求	熟悉			
	（二）药品出库原则	掌握			
	二、药品出库业务流程				
	（一）核单	熟悉			

单元	教学内容	教学要求	教学活动参考	参考学时 理论	实践
项目六 药品出库、运输和配送	（二）拣货	掌握			
	（三）复核	掌握			
	（四）出货	掌握			
	（五）出库交接	掌握			
	任务6-2　一般药品运输和配送				
	一、药品运输和配送方式				
	（一）药品运输方式	熟悉			
	（二）药品配送形式	熟悉			
	二、一般药品运输和配送流程				
	（一）运输工具准备	熟悉			
	（二）药品搬运装卸	熟悉			
	（三）运输交接	熟悉			
	三、运输和配送注意事项	熟悉			
	任务6-3　冷链药品运输和配送				
	一、冷链运输和配送药品类别	了解			
	二、冷链药品运输工具				
	（一）冷链药品运输工具的种类	掌握			
	（二）冷链药品运输工具的要求	掌握			
	三、冷链药品运输和配送流程				
	（一）运输工具准备	熟悉			
	（二）装车堆码	掌握			

单元	教学内容	教学要求	教学活动参考	参考学时 理论	参考学时 实践
项目六 药品出库、运输和配送	（三）运输	熟悉			
	（四）到达并交接	熟悉			
	四、冷链药品运输和配送注意事项	熟悉			
	任务6-4 危险药品和特殊药品运输和配送				
	一、危险药品运输和配送	了解			
	二、特殊药品运输和配送				
	（一）怕冻药品的运输	了解			
	（二）特殊管理药品的运输	了解			
	实训八 药品出库拣货	熟练掌握	技能实践 虚拟仿真		4
	实训九 药品出库复核	熟练掌握			

模块三 各类药品的储存养护

单元	教学内容	教学要求	教学活动参考	参考学时 理论	参考学时 实践
项目七 常用剂型及原料药储存养护	任务7-1 注射剂的储存养护		理论讲授 案例教学 情境教学 多媒体演示 课堂讨论	6	
	一、注射剂常见变异现象及原因	熟悉			
	二、注射剂的验收	熟悉			
	三、注射剂的储存养护重点	掌握			
	任务7-2 片剂的储存养护				
	一、片剂常见变异现象及原因	熟悉			
	二、片剂的验收	熟悉			
	三、片剂的储存养护重点	掌握			

单元	教学内容	教学要求	教学活动参考	参考学时	
				理论	实践
项目七常用剂型及原料药储存养护	**任务7-3 胶囊剂的储存养护**				
	一、胶囊剂常见变异现象及原因	熟悉			
	二、胶囊剂的验收	熟悉			
	三、胶囊剂的储存养护重点	掌握			
	任务7-4 颗粒剂的储存养护				
	一、颗粒剂常见变异现象及原因	熟悉			
	二、颗粒剂的验收	熟悉			
	三、颗粒剂的储存养护重点	掌握			
	任务7-5 糖浆剂的储存养护				
	一、糖浆剂常见变异现象及原因	熟悉			
	二、糖浆剂的验收	熟悉			
	三、糖浆剂的储存养护重点	掌握			
	任务7-6 栓剂的储存养护				
	一、栓剂常见变异现象及原因	熟悉			
	二、栓剂的验收	熟悉			
	三、栓剂的储存养护重点	掌握			
	任务7-7 软膏剂、乳膏剂、糊剂和眼用半固体制剂的储存养护				
	一、软膏剂、乳膏剂、糊剂和眼用半固体制剂常见变异现象及原因	了解			
	二、软膏剂、乳膏剂、糊剂和眼用半固体制剂的验收	熟悉			

单元	教学内容	教学要求	教学活动参考	参考学时 理论	实践
	三、软膏剂、乳膏剂、糊剂和眼用半固体制剂的储存养护重点	掌握			
项目七 常用剂型及原料药储存养护	任务7-8 原料药的储存养护				
	一、原料药常见变异现象及原因	熟悉			
	二、原料药的验收	熟悉			
	三、原料药的储存养护重点	掌握			
	实训十 几种常用剂型及原料药的储存养护	熟练掌握	技能实践		2
项目八 中药储存养护	任务8-1 中药入库验收及质量检查		理论讲授 案例教学 情境教学 多媒体演示 课堂讨论	6	
	一、中药入库验收的基本要求				
	（一）验收人员、场所及设备要求	了解			
	（二）验收依据	熟悉			
	（三）验收抽样	熟悉			
	二、验收内容与方法				
	（一）中药材的验收内容与方法	了解			
	（二）中药饮片的验收内容与方法	了解			
	（三）中成药的验收内容与方法	熟悉			
	三、验收中的常见问题及其处理	了解			
	任务8-2 中药的储存				
	一、中药材的分类储存				
	（一）根及根茎类药材	掌握			

单元	教学内容	教学要求	教学活动参考	参考学时	
				理论	实践
	（二）花类药材	掌握			
	（三）果实及种子类药材	掌握			
	（四）全草类药材	熟悉			
	（五）树脂、干膏类药材	熟悉			
	（六）动物类药材	熟悉			
	（七）特殊中药	掌握			
	二、中药饮片的分类储存				
	（一）切制类饮片	掌握			
	（二）炮制类饮片	熟悉			
项目八中药储存养护	三、中成药的分类储存	熟悉			
	任务8-3　中药常见变异现象及原因				
	一、中药材、中药饮片的质量变异现象及原因				
	（一）中药材、中药饮片常见质量变异现象	熟悉			
	（二）中药材、中药饮片质量变异的原因	熟悉			
	二、中成药的质量变异现象及原因				
	（一）中成药常见变异现象	熟悉			
	（二）影响中成药变异的外界因素	熟悉			

单元	教学内容	教学要求	教学活动参考	参考学时	
				理论	实践
项目八 中药储存养护	任务8-4 中药养护技术				
	一、传统养护技术	熟悉			
	二、现代养护技术	了解			
	实训十一 常见易变中药的养护	熟练掌握	技能实践 案例分析		4

五、课程标准说明

（一）参考学时

本课程标准供中等卫生职业教育药剂、制药技术应用专业教学使用，总学时为72学时，其中理论教学44学时、实践教学28学时。

（二）教学要求

1. 本课程对理论部分的教学要求分为掌握、熟悉、了解3个层次。掌握是指学生对基本知识、基本理论有较深刻的认识，并能综合、灵活地运用所学的知识解决药品储存与养护工作中的实际问题；熟悉是指学生对所学的知识基本掌握和会应用所学的技能；了解是指学生对基本知识、基本理论能有一定的认识，能够记忆所学的知识要点。

2. 本课程重点突出以岗位胜任力为导向的教学理念，在实践技能方面分为熟练掌握和学会2个层次。熟练掌握是指能独立、规范地完成药品从入库到出库的各个岗位的操作程序；学会是指在教师的指导下能初步认识药品仓库并进行药库管理。

（三）教学建议

1. 本课程依据药品储存各个岗位的工作任务、职业能力要求，强化理论实践一体化，突出"做中学、做中教"的职业教育特色，根据培养目标、教学内容和学生的学习特点及职业资格考核要求，提倡项目教学、案例教学、任务教学、角色扮演、情境教学等方法，利用校内外的实训基地，将学生的自主学习、合作学习和教师引导教学等教学组织形式有机结合。

2. 教学过程中，可通过案例分析、实操训练、技能考核和理论考试等多种形式对学生的职业素养、专业知识和技能进行综合考评。应体现评价主体的多元化，评价过程的多元化，评价方式的多元化。评价内容不仅关注学生对知识的理解和技能的掌握，更要关注知识在药品储存与养护实践中运用与解决实际问题的能力水平，重视药品收货员、验收员、保管员、养护员等职业素质的形成。

彩 图

麻醉药品

精神药品

放射性药品

医疗用毒性药品

彩图1-3　特殊管理药品的标识

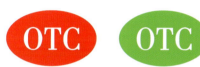
甲类非处方药　　乙类非处方药

彩图1-4　非处方药的标识

彩图1-5　外用药品的标识

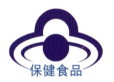

彩图1-6　保健食品的标识

××××医药有限公司随货同行单

收货单位：　　　　　　　　　收货地址：

订单编号：　　　　　　　　　发货日期：　　　　　　　　　开票员：

品名	规格	剂型	上市许可持有人	生产企业	单位	数量	单价	金额	生产日期	批号	有效期至	批准文号	质量状况

合计金额（小写）：　　　　　　　金额合计（大写）：

保管员：　　　　　　复核员：　　　　　　客户签字：

彩图3-2　随货同行单及出库专用章纸质备案式样

××××医药有限公司印章样式

公章	财务专用章	发票专用章
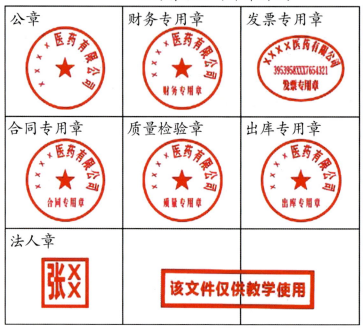		
合同专用章	质量检验章	出库专用章
法人章		
	该文件仅供教学使用	

彩图3-3　计算机系统备案印章式样

××××医药有限公司随货同行单

收货单位：××医药有限公司　　　　收货地址：××省××市花园路236号
订单编号：DZ21121800926　　　　发货日期：2021-12-19　　　　开票员：邹大凯

品名	规格	剂型	上市许可持有人	生产企业	单位	数量	单价	金额	生产日期	批号	有效期至	批准文号	质量状况
复方蒲芩胶囊	0.3g*36粒	胶囊	××药业有限公司	××药业有限公司	盒	100	24.83	2483.00	2021-07-26	210726	230630	国药准字Z20123092	合格
牛磺酸颗粒	0.4g*12包	颗粒剂	××制药股份有限公司	××制药股份有限公司	盒	60	15.60	936.00	2021-05-28	210502	2023-11-27	国药准字H48999060	合格

合计金额（小写）：3419.00　　　　金额合计（大写）：叁仟肆佰壹拾玖元整

保管员：张国凡　　　　复核员：王沛　　　　客户签字：李华怡

彩图3-4　收货签收单据

××医药有限公司随货同行单

商品全称	生产厂商	单位	数量	规格	剂型	批号	有效期至	单价	金额	批准文号	质量
利巴韦林颗粒	××制药有限公司	盒	15	50mg×18d	颗粒剂	210319	2023-02	4.80	72.00	国药准字 H20210035	合格
盐酸二氯丙嗪片	××有限责任公司	瓶	15	5mg×100片	片剂	210102	2023-11	5.90	88.50	国药准字 H20200231	合格
氯芬黄敏片	××集团	盒	20	15mg×48片	片剂	210707	2023-06	8.90	178.00	国药准字 H20203002	合格
				该文件仅供教学使用						出库专用章	
本页小计	¥338.50										
合计	金额大写：叁佰叁拾捌元伍角										

收货单位：××××　　　日期：2021-12-21　09:12:45　　挂账　　编号：××××

彩图6-7　加盖原印章的随货同行单

10检